W0012321

ALKOHOL

„Zwischen Genuss und Gefahr"

A.o. Univ.-Prof. Dr. Sergei Mechtcheriakov

Mag.ª Lisa Brunner
Dr. Alfred Uhl

Gesund werden. Gesund bleiben. Band 8/2. Auflage

Eine Buchreihe des Hauptverbandes der österreichischen
Sozialversicherungsträger für Patientinnen und Patienten
sowie deren Angehörige

Copyright: MedMedia Verlags Ges.m.b.H.
Herausgeber: Hauptverband der österreichischen Sozialversicherungsträger
Projektleitung: Mag. Gabriele Jerlich, MedMedia Verlags Ges.m.b.H.
Für den Inhalt verantwortlich: A.o. Univ.-Prof. Dr. Sergei Mechtcheriakov,
Mag.ª Lisa Brunner, Dr. Alfred Uhl
Grafische Gestaltung: creativedirector.cc lachmair gmbh, www.creativedirector.cc
Lektorat: Mag. Andrea Crevato
Verlag: MedMedia Verlag und Mediaservice Ges.m.b.H., Seidengasse 9/Top 1.1,
A-1070 Wien, Tel.: +43/1/407 31 11-0, E-Mail: office@medmedia.at, www.medmedia.at
Druck: „agensketterl" Druckerei GmbH, Mauerbach

2. Auflage 2018
ISBN: 978-3-950-42255-9
Soweit in dieser Publikation personenbezogene Ausdrücke verwendet werden, umfassen sie
Frauen und Männer gleichermaßen.

Bildnachweis: fotolia.com, shutterstock.com, iStockphoto.com

AUTOREN

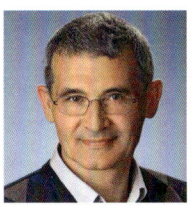

A.o. Univ.-Prof. Dr. Sergei Mechtcheriakov

Facharzt für Psychiatrie und Neurologie
Leitender Oberarzt
Therapie- und Gesundheitszentrums Mutters
Universitätsklinik für Psychiatrie I
Innsbruck

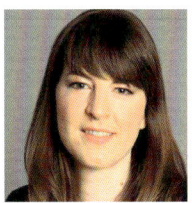

Mag.ª Lisa Brunner

Kommunikationswissenschafterin,
Kindergartenpädagogin und Früherzieherin
Leiterin des Instituts für Suchtprävention
der Sucht- und Drogenkoordination Wien

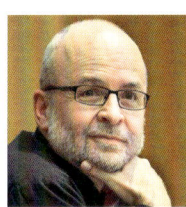

Dr. Alfred Uhl

Gesundheitspsychologe, Suchtforscher
Abteilungsleiter-Stv. des Kompetenzzentrums Sucht
der Gesundheit Österreich GmbH (GÖG)
Lehrbeauftragter an der Sigmund Freud PrivatUniversität (SFU)

REDAKTION

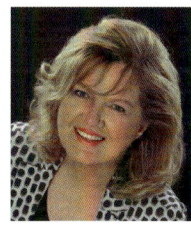

Hannelore Mezei

MedMedia Verlag, Wien

Eine Brücke zwischen den Gegensätzen

Es ist ein heikles Thema, das wir für den 8. Band unserer Buchreihe „Gesund werden. Gesund bleiben." gewählt haben: Alkohol.

Heikel deshalb, weil dieses Thema so widersprüchlich besetzt ist. Einerseits gehören alkoholische Getränke wie Wein oder Bier zweifellos zum österreichischen Alltag und stellen auch einen erheblichen Wirtschaftsfaktor dar. Andererseits haben in unserem Land 14% der Bevölkerung einen problematischen Umgang mit Alkohol, rund 5% sind sogar alkoholabhängig.

Umso erfreulicher ist es, dass es den Autoren im vorliegenden Buch „Alkohol – zwischen Genuss und Gefahr" gelungen ist, eine Brücke zwischen diesen Gegensätzen zu schlagen und das Thema Alkohol weder zu dämonisieren, noch zu verharmlosen. Denn übermäßiger Alkoholkonsum kann nicht nur zur Abhängigkeit führen, sondern hat auch schwere gesundheitliche Schäden und psychosoziale Probleme zur Folge, unter denen Betroffene ebenso wie deren Umfeld leiden.

Der österreichischen Sozialversicherung ist es deshalb ein besonderes Anliegen, die Bevölkerung umfassend über Alkohol und dessen Auswirkungen aufzuklären, ohne zu stigmatisieren. Schuldzuweisungen sind bei Alkoholproblemen fehl am Platz; vielmehr geht es darum, den Menschen einen kompetenten Umgang mit Alkohol zu ermöglichen. Das Buch zeigt auf, welche Faktoren bei der Entstehung einer Alkoholkrankheit eine Rolle spielen, wie man verhindert, dass Alkohol zur Gefahr wird, wie man die Kontrolle über das eigene Trinkverhalten behält bzw. zurückerlangt und mit welchen Maßnahmen es heute möglich ist, den Weg aus der Alkoholproblematik zu finden.

Wir wünschen Ihnen eine interessante und hilfreiche Lektüre!

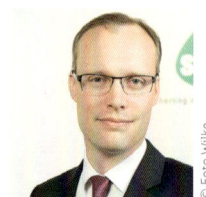

© Foto Wilke

Dr. Alexander Biach

Verbandsvorstands-vorsitzender

Hauptverband der österreichischen Sozial-versicherungträger

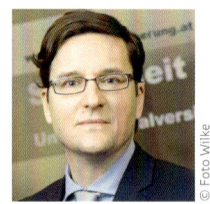

© Foto Wilke

Mag. Alexander Hagenauer, MPM

Generaldirektor-Stv.

Hauptverband der österreichischen Sozial-versicherungsträger

Dr. Alexander Biach   *Mag. Alexander Hagenauer, MPM*

Alkoholabhängigkeit ist eine Krankheit

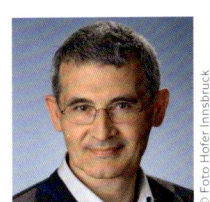

**A.o. Univ.-Prof.
Dr. Sergei
Mechtcheriakov**

Leitender Oberarzt
Therapie- und Gesund-
heitszentrum Mutters

Universitätsklinik für
Psychiatrie I,
Medizinische Universität
Innsbruck

Die meisten Menschen in unserem Kulturkreis machen irgendwann in ihrem Leben Erfahrungen mit Alkohol. Diese können sehr unterschiedlich sein.

Während der Großteil der Österreicher ohne Probleme mit Alkohol umgehen kann, sind etwa 350.000 Personen in unserem Land alkoholkrank und etwa doppelt so viele sind gefährdet. Diesen Menschen, die jahrelang übermäßige Mengen an Alkohol trinken, sind die gesundheitlichen Folgen sehr wohl bekannt und oft auch bereits spürbar. Trotzdem können sie ihren Konsum nicht stoppen. Welche Kräfte im Inneren eines Menschen erzwingen diese Selbstzerstörung?

Wir wissen inzwischen, dass die Alkoholkrankheit eine Krankheit des Gehirns ist. Andauernder übermäßiger Alkoholkonsum verändert schleichend die Funktionsweise wichtiger Nervenzellen, die für die Steuerung des Verhaltens zuständig sind. So wird das krankhafte Verhalten gefestigt und der Kreis des Leidens schließt sich.

Doch basierend auf den systematischen Erfahrungen der letzten Jahrzehnte und auf den ständig wachsenden wissenschaftlichen Erkenntnissen konnten effektive Behandlungsmethoden für die Alkoholkrankheit etabliert werden. Und obwohl es hier – wie bei vielen komplexen Problemen – keine einfachen Lösungen geben kann, zeigen multiprofessionelle individualisierte Behandlungskonzepte solide Erfolge.

In unserer Gesellschaft gehört der Konsum alkoholhaltiger Getränke zum Alltag. Gerade deswegen sollen die Empfehlungen im Umgang mit Alkohol immer wieder revidiert und in der breiten Öffentlichkeit bekannt gemacht werden. Die Gesellschaft kann sich nur dann von der Last des Alkohols befreien, wenn die meisten Menschen die Gefahren eines achtlosen Alkoholkonsums und die Grenzen zum Ungesunden genau kennen.

Alkoholabhängigkeit ist eine Krankheit. Und als Krankheit verstanden ist sie behandelbar, aber auch vermeidbar. Genau das auf eine verständliche Weise zu erklären, ist das Ziel dieses Buches.

A.o. Univ.-Prof. Dr. Sergei Mechtcheriakov

INHALT

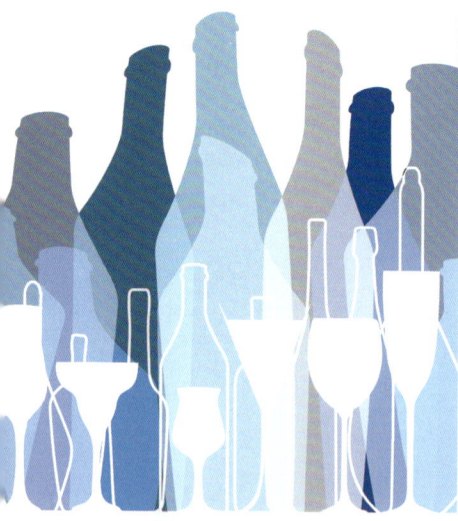

1. FAKTEN

Zahlen, Daten, Hintergründe
→ Alkohol in Zahlen 18
→ Alkohol – was ist das? 21
→ Gute Laune oder „Schnapsidee" ... 23
→ Promille – was bedeutet das? 26
→ Unterschiede zwischen Mann und Frau 29
→ Welche Getränke enthalten
  wie viel Alkohol? 31
→ Ihre Fragen – unsere Antworten 32

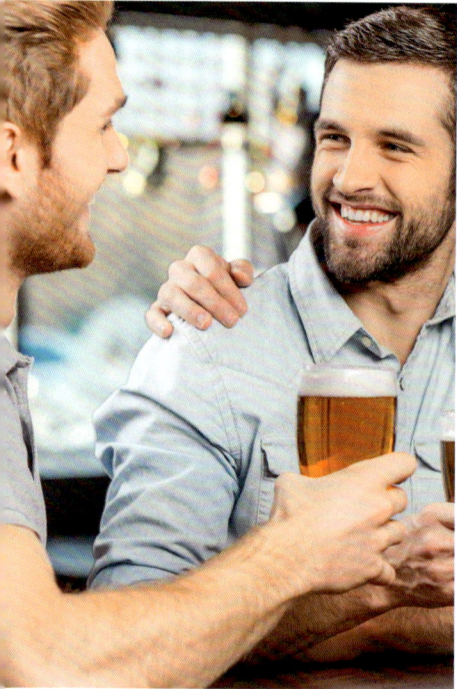

2. URSACHEN

Der Weg in die Alkoholkrankheit
→ Was versteht man unter Sucht? 39
→ Ich trinke, du trinkst – warum werde
  ich abhängig und du nicht? 40
→ Das Gleichgewicht in unserem Gehirn 41
→ Die genetische Disposition 47
→ Risikofaktoren 53
→ Ihre Fragen – unsere Antworten 58

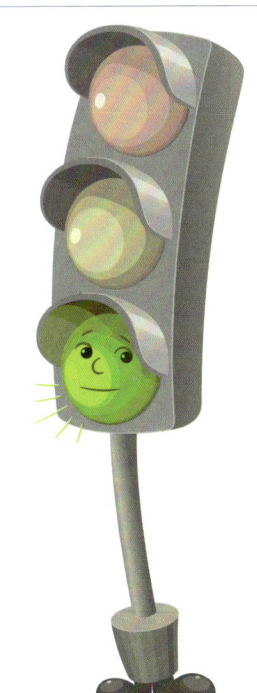

3. SYMPTOME

**Von erhöhten Leberwerten bis
zur Depression**

→ Die Ampel blinkt grün!   **65**
→ Die Ampel schaltet auf Gelb!   **69**
→ Rote Ampel – Gefahr!   **72**
→ Symptome während der Entwöhnung   **80**
→ Ihre Fragen – unsere Antworten   **82**

4. FOLGEN

**Von kurzfristigem Kontrollverlust
bis zu schweren Erkrankungen**

→ Menschen mit höherem Risiko   **88**
→ Unmittelbare Auswirkungen
   von Alkoholgenuss   **89**
→ Langfristige Auswirkungen von
   übermäßigem Alkoholkonsum   **92**
→ Psychische Probleme und
   Verhaltensänderungen   **92**
→ Körperliche Auswirkungen   **94**
→ Die Grenzen sind wichtig!   **100**
→ Depression und Suizidgefahr   **102**
→ Kann Alkohol auch die
   Gesundheit schützen?   **103**
→ Ihre Fragen – unsere Antworten **104**

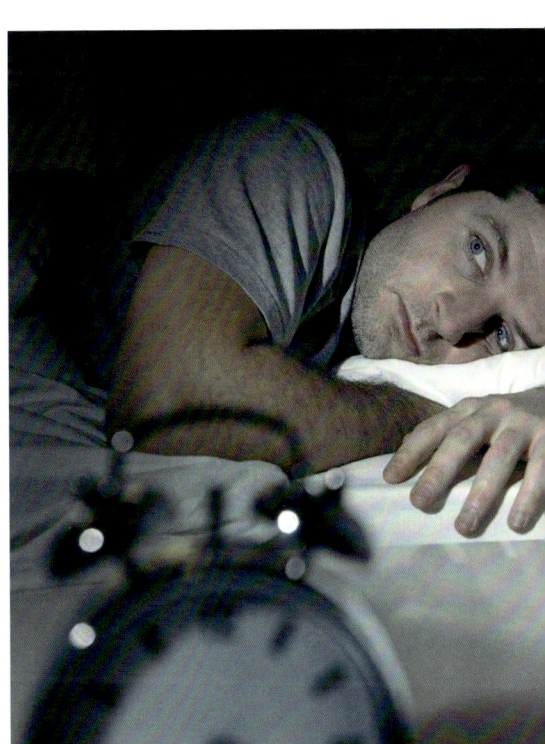

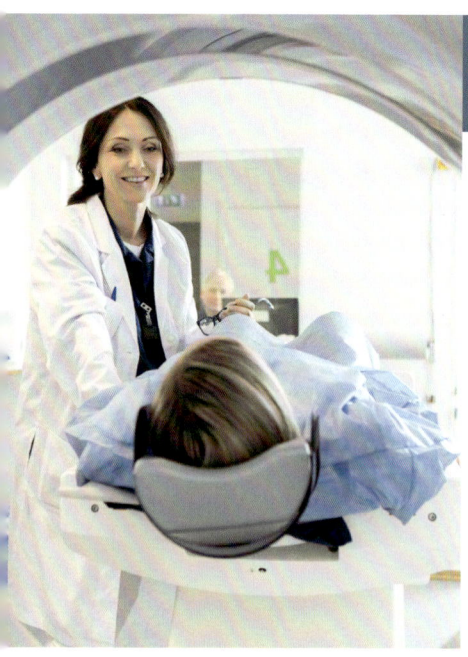

5. DIAGNOSE

Offenheit statt Scham

→ Die Anamnese: Was muss ich erzählen? **110**
→ Selbsttest: Habe ich ein Alkoholproblem? **114**
→ Körperliche Untersuchungen **116**
→ Hinweise aus dem Blut **116**
→ Alkohol – auch „Nervensache" **119**
→ Bildgebende Verfahren **119**
→ Ihre Fragen – unsere Antworten **120**

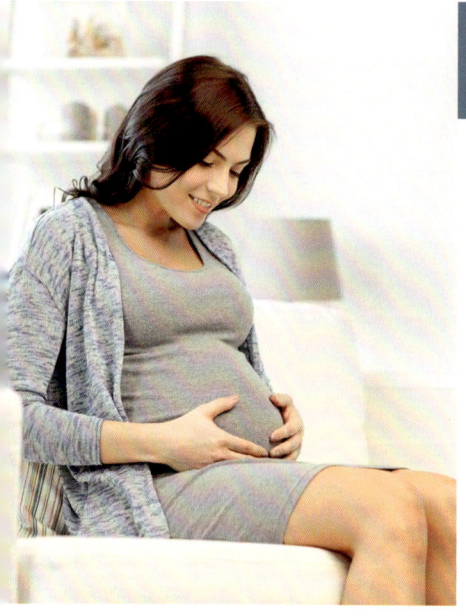

6. VORBEUGUNG

Maßhalten oder verzichten

→ Gewusst, wie! **128**
→ 7 Schritte zur besseren Kontrolle **129**
→ Sichere Faustregel **137**
→ Vorsicht, Baby trinkt mit! **138**
→ Ihre Fragen – unsere Antworten **142**

7. BEHANDLUNG

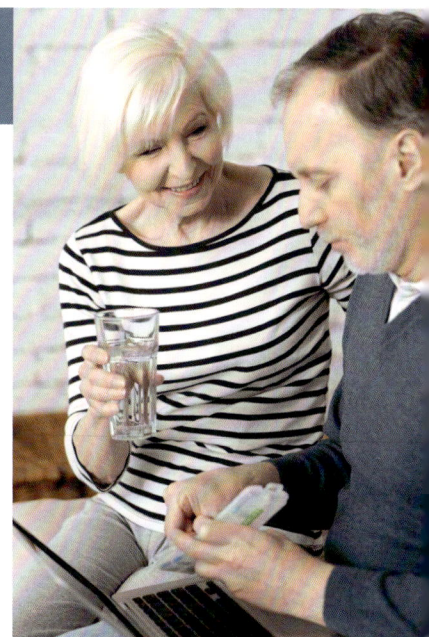

Wege aus der Alkoholkrankheit

→ Ansprechpartner für Personen
  mit einem Alkoholproblem **150**
→ Wer muss wie behandelt werden? **151**
→ Behandlungsmöglichkeiten **155**
→ Der akute körperliche Entzug **158**
→ Die Entwöhnungstherapie **162**
→ Ihre Fragen – unsere Antworten **168**

8. ALLTAG

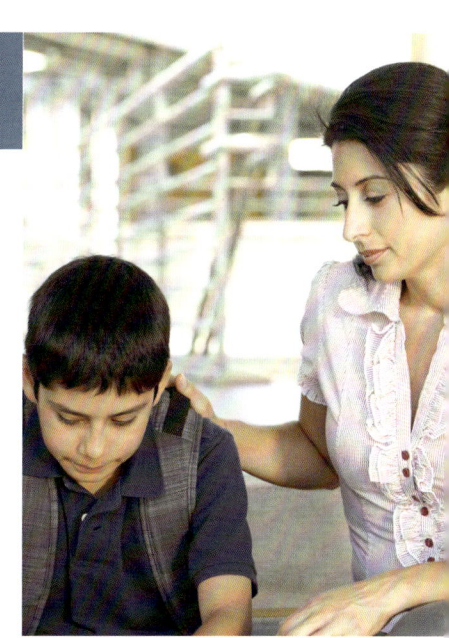

Beruf, Familie, Umfeld

→ Alkohol in der Familie **174**
→ Die Krux mit der Co-Abhängigkeit **175**
→ Wie weit darf Unterstützung gehen? **176**
→ Was tun als Partnerin oder Partner? **178**
→ Und wie geht es den Kindern? **182**
→ Alkohol am Arbeitsplatz **190**
→ Interventionsleitfaden mit Stufenplan **196**
→ Ihre Fragen – unsere Antworten **198**

INHALT

9. ALKOHOL UND JUGENDLICHE

Erst informieren, dann experimentieren!
→ Einen positiven Umgang mit
  Alkohol erlernen   **205**
→ Wozu Altersgrenzen?   **207**
→ Das können Eltern tun   **209**
→ Abhängigkeit oder übermäßiges Trinken **212**
→ Ihre Fragen – unsere Antworten   **214**

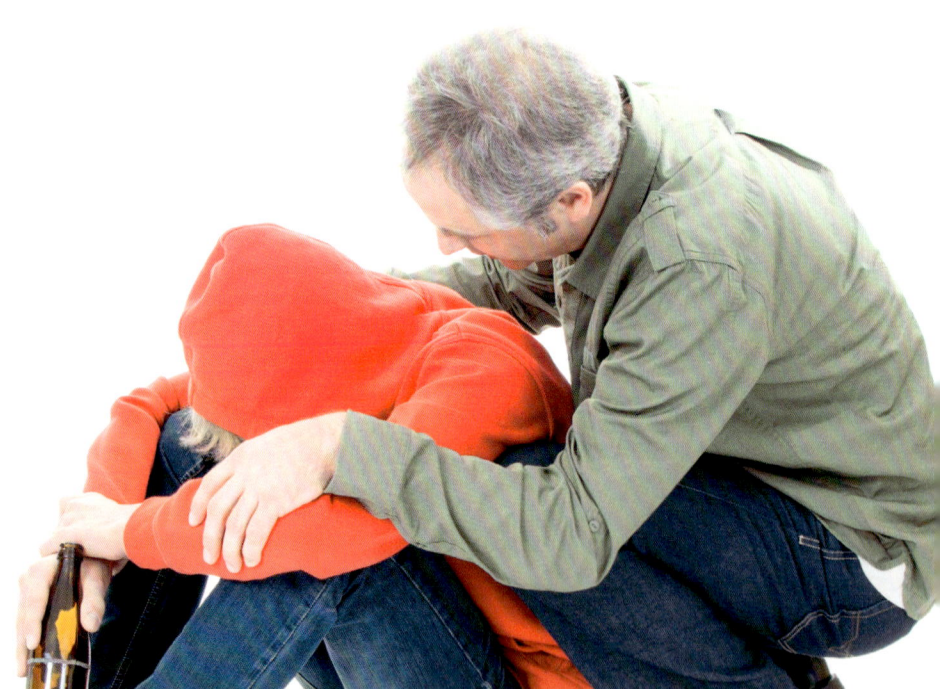

10. NÜTZLICHE INFORMATIONEN

Wissenswertes/Nützliche Informationen

→ Wo Sie Hilfe finden   **217**

→ Glossar: Was bedeutet was?   **218**

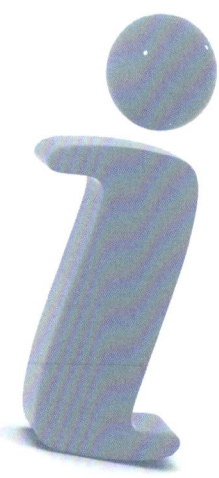

Fakten

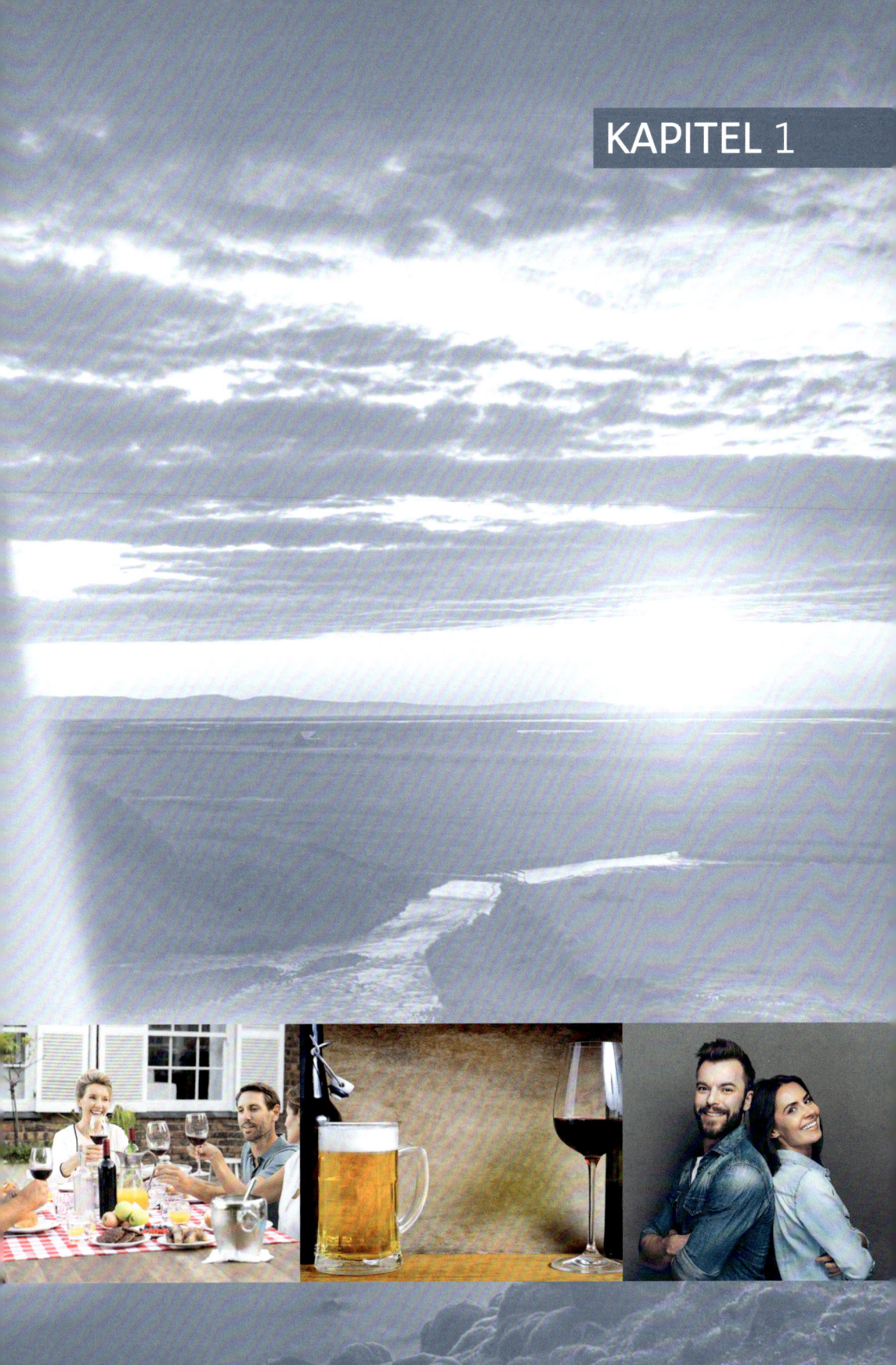

KAPITEL 1

Zahlen, Daten, Hintergründe

→ **Wer nicht genießt, ist ungenießbar!**

→ **Alkohol zerstört Menschenleben!**

→ **Zu einem guten Essen gehört ein guter Wein!**

→ **Wer regelmäßig Wein trinkt, ist alkoholkrank!**

→ **Österreich ist ein Land der Alkoholiker!**

Wie diese widersprüchlichen Aussagen zeigen, wird Alkohol ebenso dämonisiert wie verklärt. „Und was stimmt jetzt?", werden Sie sich fragen.

Es besteht kein Zweifel, dass übermäßiger Alkoholkonsum und Alkoholabhängigkeit Betroffenen und deren Familien viel Leid bringen und dass diese Menschen Hilfe brauchen, um einen Weg aus ihrer Suchterkrankung zu finden. Bier und Wein sind Teil unseres gesellschaftlichen Lebens und aus der Kulinarik kaum wegzudenken. Wie in allen Bereichen kommt es aber auch hier auf die Dosis an. Die Menge und die Rahmenbedingungen entscheiden, ob Alkohol als Genussmittel oder als Gefahrenquelle zu sehen ist.

Wenn Sie beispielsweise in der Freizeit zu einem guten Essen ein Glas Wein trinken, so ist dies Teil unserer Kultur. Wenn Sie hingegen am Arbeitsplatz, bei gefährlichen Tätigkeiten, im Straßenverkehr, während der Schwangerschaft oder bei Einnahme bestimmter Medikamente alkoholische Getränke konsumieren, so sind dies Rahmenbedingungen, die Nüchternheit erfordern. Hier kann der Alkohol zur Gefahr werden.

Und natürlich ebenso, wenn der Alkoholkonsum eine gewisse Grenze übersteigt und zur Sucht wird.

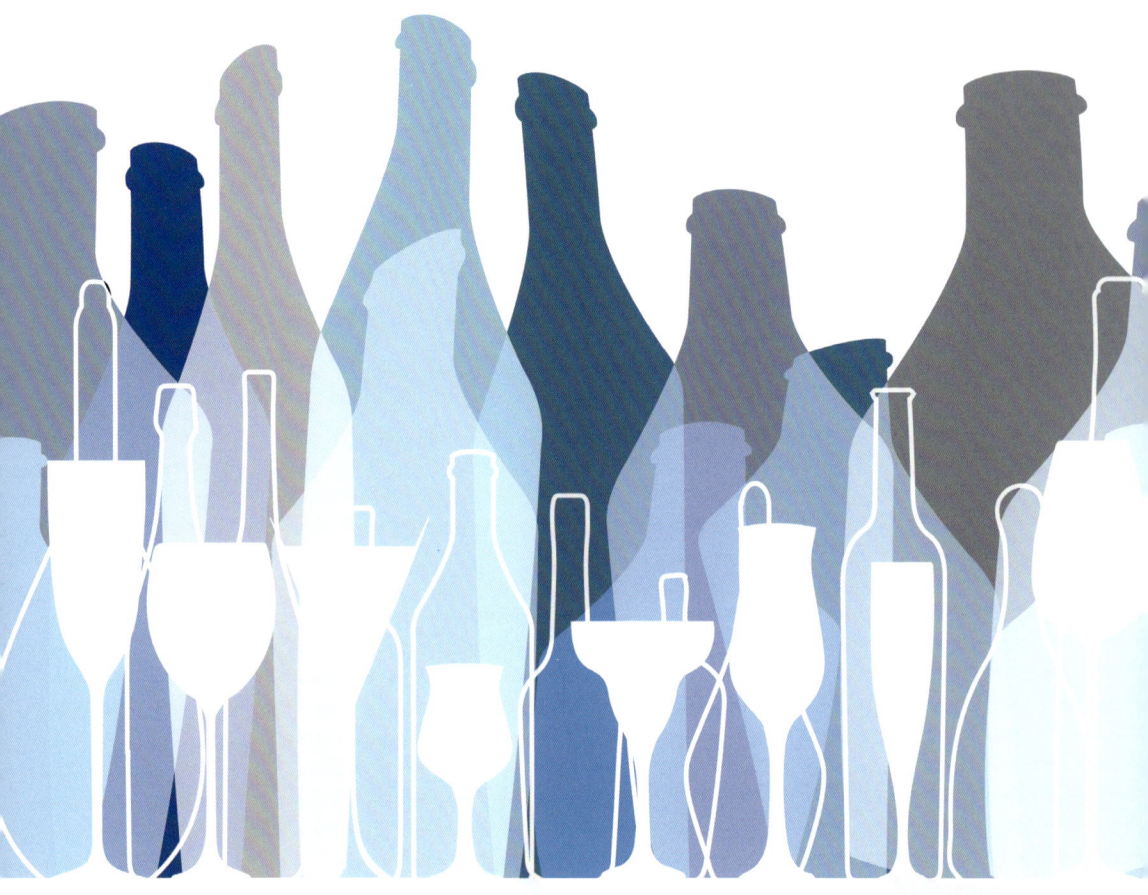

Alkohol in Zahlen

→ **72%** der 16- bis 99-jährigen Österreicher konsumieren Alkohol nur in „unbedenklichem" Ausmaß oder gar nicht.[1] Nur 4% haben ihr ganzes Leben lang keinen oder fast keinen Alkohol konsumiert (fast keinen Alkohol bedeutet hier maximal viermal pro Jahr).

→ **14%** haben einen „relativ unproblematischen" Alkoholkonsum.

→ **9%** gelten als „alkoholgefährdet, aber nicht alkoholabhängig".

→ **5%** sind alkoholabhängig.

[1] Uhl A, Bachmayer S, Strizek J: Handbuch: Alkohol – Österreich. Band 1: Statistiken und Berechnungsgrundlagen 2016. Bundesministerium für Gesundheit, 2016

Österreich – ein Land der Alkoholiker?

Jene 14% der Österreicher, die zu viel trinken, konsumieren rund zwei Drittel der in Österreich getrunkenen Alkoholmenge. Der restliche Alkohol (ca. 30%) wird von den Personen konsumiert, die nur in weitgehend unbedenklichem Ausmaß trinken. Die meisten Österreicher bleiben auch lebenslang bei diesem unbedenklichen Konsum, ohne Probleme zu bekommen.

Zwar liegt Österreich im Gesamtkonsum pro Kopf ziemlich weit vorne im europäischen Vergleich, kann aber keineswegs als „Land der Säufer" bezeichnet werden.

→ Bei **16 Gramm** reinem Alkohol pro Tag (z.B. 0,2 l Wein) liegt die Harmlosigkeitsgrenze für Frauen.

→ Bei **24 Gramm** reinem Alkohol pro Tag (z.B. 0,3 l Wein) liegt die Harmlosigkeitsgrenze für Männer.

Bezüglich der Gefährdung ist nur die konsumierte Menge Reinalkohol von Bedeutung, ganz gleich, ob man diese über Bier, Wein, Liköre oder Schnäpse zu sich nimmt. Die Harmlosigkeitsgrenzen wurden aus epidemiologischen Studien abgeleitet und besagen, ab welchen Konsummengen das Risiko für körperliche Schäden und für Abhängigkeit messbar steigt.

*Alkoholkranke verlieren durchschnittlich
17 bis 20 Lebensjahre*

→ Rund **25%** der Alkoholkranken sind Frauen.

→ Rund **75%** der Alkoholkranken sind Männer.

→ Durchschnittlich **17 Lebensjahre** verlieren männliche Alkoholabhängige durch ihre Krankheit.

→ Durchschnittlich **20 Lebensjahre** verlieren weibliche Alkoholkranke durch ihre Krankheit.

→ **100 Menschen** sterben pro Jahr in Österreich an akuter Alkoholvergiftung.

→ **Nicht genau erfasst** werden kann die Zahl jener Personen, die an Krankheiten sterben, welche von übermäßigem Alkoholkonsum mitverursacht werden. Dazu zählen z.B. Bluthochdruck, Schlaganfall, Herzinfarkt, Tumoren etc. Siehe dazu auch das Kapitel „Folgen" ab *Seite 84*. Zwar werden dazu immer wieder Zahlen veröffentlicht, jedoch können diese nur auf Schätzungen beruhen. Denn bei der Fülle von Faktoren, die das menschliche Leben verlängern oder verkürzen, ist eine derartige Quantifizierung nicht möglich.

Alkohol – was ist das?

Alkohol ist ein natürlicher Stoff, der bei der Gärung von zuckerhaltigen Substanzen entsteht. Auch Stärke kann zur Alkoholerzeugung verwendet werden. Durch Ankeimen („Mälzen" = Erzeugung von Malz) ist es möglich, Stärke in Zucker umzuwandeln. Die Gärung selbst erfolgt durch Hefe (Schlauchpilze).

Alkoholische Getränke aus Früchten sind *Weine,* alkoholische Getränke aus Getreide sind *Biere.*

Bei der Entstehung von Alkohol unterscheidet man zwischen dem zum Genuss geeigneten *Ethanol* (auch als Ethylalkohol bzw. im Volksmund als Synonym für Alkohol bekannt), dem nicht genießbaren, hochgiftigen Methylalkohol oder *Methanol* und *Fuselölen* (höhere Alkohole, Fettsäureester, Terpene und Furfurale).

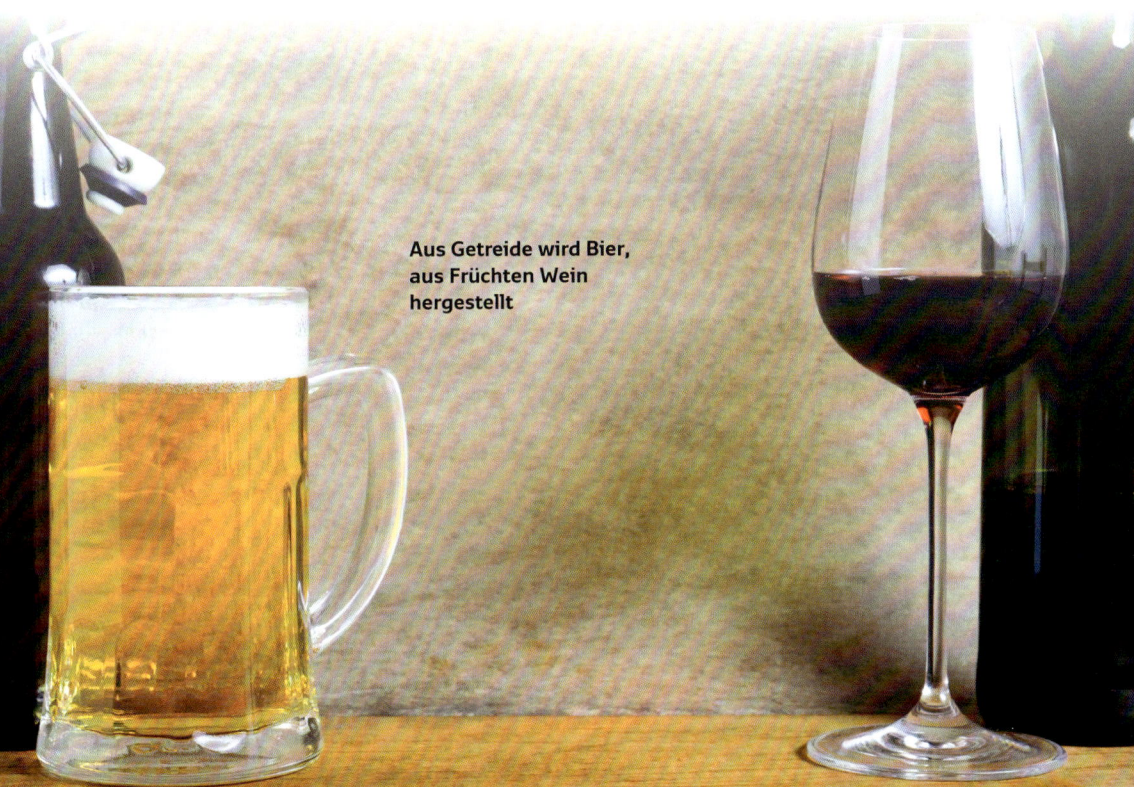

Aus Getreide wird Bier, aus Früchten Wein hergestellt

Der menschliche Organismus produziert selbst geringe Mengen Alkohol

In der Industrie dient Ethanol als Lösungsmittel, Brennstoff und Ausgangssubstanz zur Herstellung von Chemikalien. Alkohol ist auch ein bewährtes Desinfektionsmittel.

Da viele Lebensmittel, wie z.B. Obst, Brot, Kuchen oder Sauerkraut, Zucker bzw. Hefe enthalten und Gärungsprozessen ausgesetzt sind, bei denen Ethanol entsteht, nehmen wir mit der Nahrung täglich geringe Mengen Alkohol zu uns. In anderen Produkten wiederum ist Alkohol als Lösungsmittel enthalten (z.B. in homöopathischen Tropfen). Darüber hinaus finden sich sogar im menschlichen Körper Hefepilze, die ebenfalls Alkohol erzeugen. Man spricht von „Autobrewing". Aus diesem Grund verfügt unser Organismus auch über entsprechende Enzyme für den Abbau von Alkohol.

Die Aufnahme von Alkohol sowie die Entstehung von Alkohol im Körper lassen sich daher unmöglich vermeiden. Das kann aber nicht bedeuten, dass Sie in Zukunft auf zucker- und stärkehaltige Nahrungsmittel wie Obst, Brot, manche Medikamente und vieles mehr verzichten müssen, um nicht zum Alkoholiker zu werden! Eine ausgewogene Ernährung ist ohne Obst und Brot kaum möglich – das heißt, eine solche Strategie würde die Gesundheit erheblich gefährden! In sehr geringen Dosen ist Alkohol nämlich völlig ungefährlich. Auch der Genuss alkoholischer Getränke in kleinen Mengen ist für gesunde (nicht schwangere) Erwachsene in den meisten Situationen unbedenklich. Zu Vergiftungen und schweren Organschäden kommt es bei regelmäßigem größerem Alkoholkonsum.

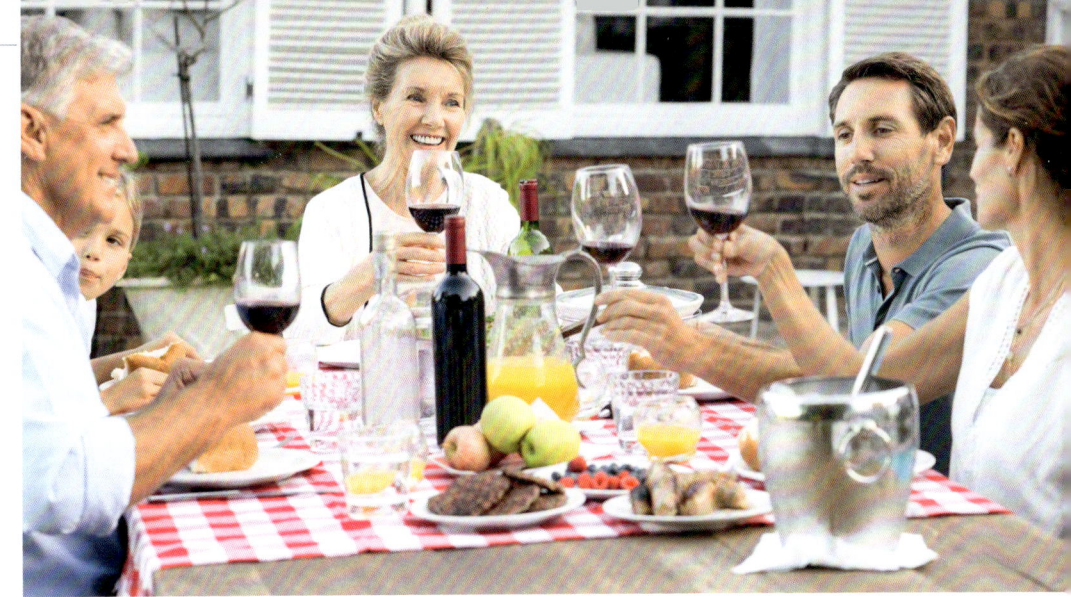

Wein zum Essen? Kein Problem für gesunde und
nicht schwangere Personen

Gute Laune oder
„Schnapsidee" ...

„Was soll schlimm daran sein, wenn man bei einer Feier mit
einem Glas Sekt anstößt oder zum Essen ein Glas Bier oder
Wein trinkt?", denken Sie sich vielleicht. Und Sie haben recht:
Gar nichts ist daran schlimm! Es ist durchaus legitim, mit einem Gläschen zu feiern oder zum Essen Bier bzw. Wein zu genießen.

Eine „Schnapsidee" wäre es jedoch, öfter oder gar regelmäßig
„einen über den Durst" zu trinken. Denn die möglichen Auswirkungen von Alkoholkonsum reichen von guter Laune und
Wohlbefinden über Hemmungslosigkeit bis zu schweren Ge-
sundheitsschäden und im Extremfall sogar bis zum Koma. Ob
sich der Genuss von Wein, Sekt & Co positiv auswirkt oder seine negativen Seiten zeigt, hängt einerseits von der getrunkenen Menge ab, andererseits von der Persönlichkeit des Konsu-
menten, dessen biologischen Voraussetzungen und dem
grundsätzlichen Umgang mit Alkohol. Aber wenn die Menge
steigt, helfen auch die besten biologischen Voraussetzungen
nicht mehr!

Kontrollverlust und Gesundheitsgefahr

Eine merkbare Wirkung des Alkohols setzt bei den meisten Menschen ab einem Blutalkoholspiegel von ca. 0,2 Promille ein. Je mehr Promille, umso stärker die Wirkung und umso gefährlicher der negative Effekt. Da Menschen, die an Alkohol gewöhnt sind, bei gleichem Alkoholspiegel deutlich weniger Wirkung verspüren als Menschen, die nie oder nur selten Alkohol konsumieren, und die Wirkung nicht für alle Menschen gleich ist, kann die folgende Beschreibung nur als grobe Orientierung dienen.

→ 0,2 – 0,5 Promille: positivere Stimmung, geringere Hemmungen, stärkeres Kommunikationsbedürfnis

→ 0,5 – 1,0 Promille = „Schwips": zunehmende Enthemmung und Kritiklosigkeit, verringerte Reaktionszeit

→ 1,0 – 2,0 Promille = Rauschstadium: stärkere Beeinträchtigung der Reaktionsfähigkeit, des Gleichgewichts, der Koordination und der Sprache, Übelkeit, Schläfrigkeit

→ 2,0 – 3,0 Promille = starker Rausch: sehr undeutliche Sprache, Sehstörungen, unkoordinierte Bewegungen, Gleichgewichtsstörungen, Aufmerksamkeitsdefizite, stark herabgesetzte Reaktionsfähigkeit, Übelkeit, Schläfrigkeit

→ 3,0 – 5,0 Promille = Vollrausch: Störung allgemeiner Funktionen, Bewusstlosigkeit bis zum Koma, schwache Atmung; ab 3,5 Promille Gefahr einer Atemlähmung!

Unfallgefahr und Gewaltbereitschaft steigen

Vorsicht!

Das Unfallrisiko steigt mit zunehmender Alkoholisierung, wobei Jugendliche und ältere Menschen besonders gefährdet sind. Alkoholkonsum wird häufig auch mit kriminellen Handlungen und Gewalt assoziiert. Dies ist zwar keine zwingende Auswirkung des Alkoholkonsums – Menschen, die nicht zu Gewalt und zu kriminellen Handlungen neigen, werden in der Regel auch im Vollrausch weder gewalttätig, noch kriminell. Aber infolge der zunehmenden Enthemmung, Kritiklosigkeit und Veränderung der Emotionalität steigt die Wahrscheinlichkeit von Gewaltdurchbrüchen und kriminellen Handlungen bei gefährdeten Personen mit zunehmendem Alkoholeinfluss deutlich an.

Promille – was bedeutet das?

Mit der Einheit „Promille" wird die Alkoholkonzentration im Blut bestimmt. Eine Blutalkoholkonzentration (BAK) von 1 Gramm Reinalkohol auf 1 Liter Blut wird als 1 Promille bezeichnet. Da der körpereigene Abbau von Alkohol sofort beginnt und auch andere Faktoren Einfluss darauf haben, wie viel Reinalkohol sich im Blut befindet, variiert der Promillegehalt laufend.

Durchschnittlich werden pro Stunde 0,15 Promille abgebaut. Aber auch dieser Wert ist nicht in Stein gemeißelt, da sich der Abbau von Mensch zu Mensch unterscheidet. Unter anderem spielt die individuelle Aktivität des Enzyms Alkoholdehydrogenase, das für die Umwandlung von Ethanol zuständig ist, eine wichtige Rolle. Näheres dazu lesen Sie auf *Seite 48*.

Die tatsächliche Höhe des Blutalkoholspiegels ist nicht nur abhängig von der Menge an Alkohol, die getrunken wurde, und von dessen Abbau, sondern auch von der Aufnahmegeschwindigkeit durch Magen und Darm sowie vom Wasseranteil am Körpergewicht (Körperflüssigkeit).

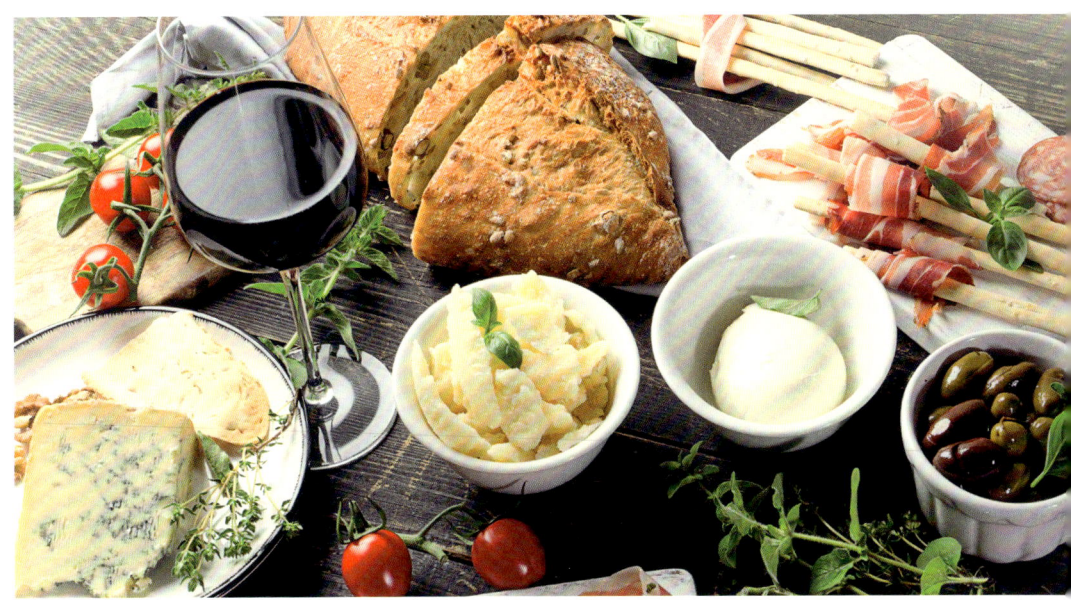

**Essen verringert den Anstieg des
Alkoholspiegels im Blut**

Mehr Essen, weniger Promille?

Tatsächlich erfolgt die Aufnahme von Alkohol auf nüchternen
Magen viel schneller, als wenn man davor oder dazu gegessen
hat. So verringert Essen den Anstieg des Alkoholspiegels im
Blut und wirkt sich auf die damit verbundenen möglichen unangenehmen Effekte aus. Natürlich sollen diese Überlegungen
nicht als Freibrief für maßlosen Alkoholkonsum gesehen werden, denn mit und ohne Essen im Körper muss ja die gleiche
Menge an Alkohol verstoffwechselt werden. Schließlich gilt,
dass – genau wie Essen – auch Alkohol nur in vernünftigen
Mengen „genossen" werden kann.

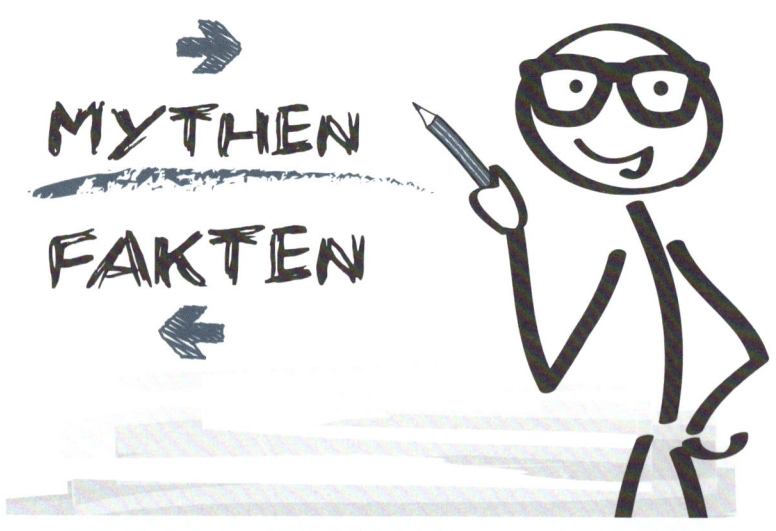

„Dicke vertragen mehr.“
Stimmt nicht!

Das Körperfett spielt im Zusammenhang mit Alkohol keine Rolle, sondern nur das Körperwasser. Der Alkohol in jedem Viertel Wein, das wir trinken, verteilt sich relativ rasch gleichmäßig in der Körperflüssigkeit. Je größer die Menge an Wasser in einem Organismus ist, umso mehr wird der Alkohol darin „verdünnt“ und umso geringer sind der Promillewert und damit die negativen Auswirkungen des Alkohols. Daher vertragen Menschen mit einem hohen Wasseranteil bei gleichem Körpergewicht mehr als Menschen mit einem hohen Fettanteil. Da Muskeln Flüssigkeit enthalten, sind gleich schwere muskulöse Menschen grundsätzlich „trinkfester“ als sehr hagere oder sehr übergewichtige Personen.

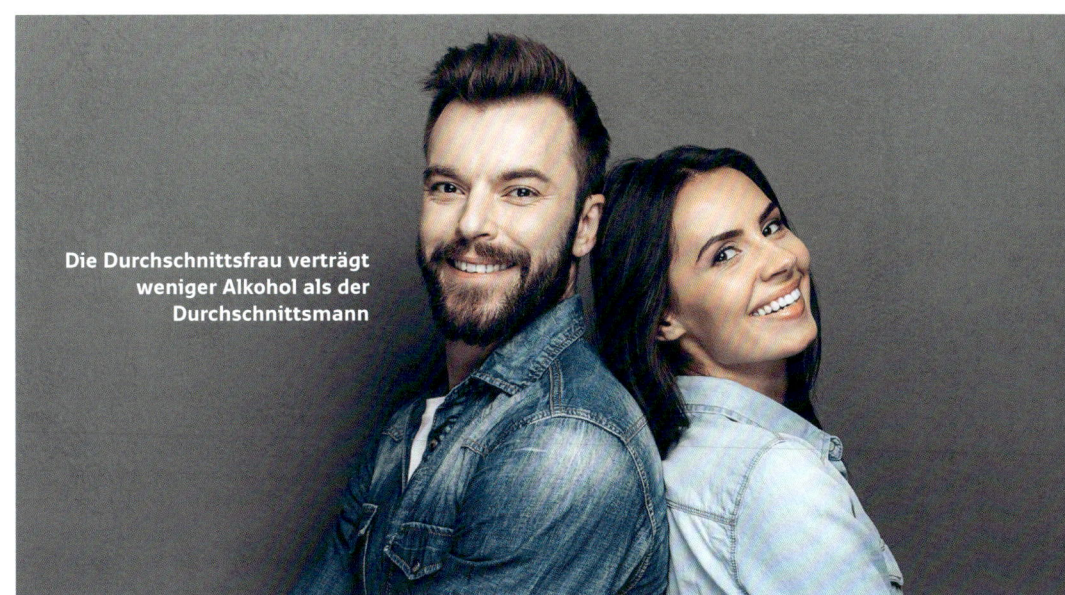

Die Durchschnittsfrau verträgt
weniger Alkohol als der
Durchschnittsmann

Unterschiede zwischen Mann und Frau

Ein Beispiel: Eine Frau und ein Mann trinken an einem Abend gleich viele Gläser Wein. Bei einer anschließenden Kontrolle des Blutalkoholspiegels wird sich zeigen, dass die Frau einen um 50% höheren Alkoholspiegel aufweist als der Mann. Warum?

Eine „Durchschnittsfrau" hat weniger Gewicht und einen geringeren Muskelanteil sowie einen höheren Fettanteil als ein „Durchschnittsmann" und in der Folge um ein Drittel weniger Körperwasservolumen. Sie darf also nur zwei Drittel jener Menge trinken, die der Mann zu sich nimmt, um die gleiche Blutalkoholkonzentration (Promille) zu erreichen. Selbstverständlich sind Aussagen über die „Durchschnittsfrau" und den „Durchschnittsmann" nicht 1:1 auf alle Frauen und Männer übertragbar. Eine sehr große, muskulöse Frau „verträgt" in diesem Sinne mehr Alkohol als ein sehr kleiner, zarter Mann.

Frauen werden durchschnittlich also nicht nur schneller beschwipst, es wirken sich auch bereits geringere Mengen Alkohol schädlich auf ihre Gesundheit aus und der absolute Alkoholabbau (in Gramm Alkohol) geht langsamer vor sich. Das gilt allerdings nicht für den relativen Alkoholabbau (in Promille). Frauen und Männer brauchen bei gleichem Blutalkoholspiegel durchschnittlich gleich lang, um ganz nüchtern zu werden.

Während die Grenze für den relativ unbedenklichen Alkoholkonsum bei gesunden Menschen *(Harmlosigkeitsgrenze)* für Frauen bei 16 Gramm reinem Alkohol pro Tag angesetzt wird, sind es beim Mann 24 Gramm. Ab 40 Gramm Alkohol pro Tag besteht bei der Frau hohe Gesundheitsgefahr, beim Mann ab 60 Gramm *(Gefährdungsgrenze).* Zu betonen ist hier, dass diese Werte nur zur groben Orientierung dienen können, weil sich Alkoholkonsum aus gesundheitlichen und genetischen Gründen auf verschiedene Menschen unterschiedlich auswirkt und für sehr kleine und zarte Menschen die Grenzen niedriger sind als für sehr große und muskulöse Personen.

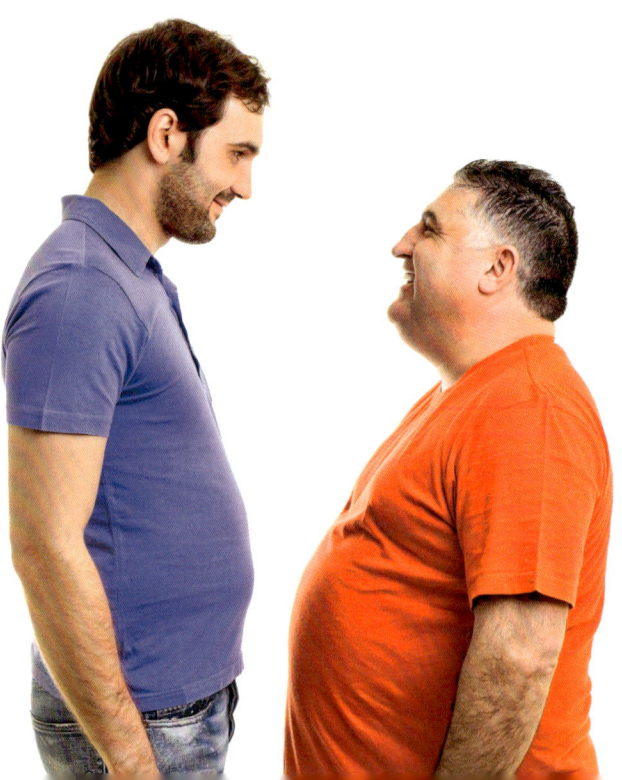

Die Verteilung von Alkohol im Körper variiert auch mit dem Körperbau: Muskulöse Menschen mit viel Körperflüssigkeit haben ein größeres Verteilungsvolumen als Menschen mit viel Körperfett

	Frauen	**Männer**
Harmlosigkeits-grenze:	16 Gramm pro Tag	24 Gramm pro Tag
	• 0,4 l Bier	• 0,6 l Bier
	• 0,2 l Wein	• 0,3 l Wein
Gefährdungs-grenze:	40 Gramm pro Tag	60 Gramm pro Tag
	• 1 l Bier	• 1,5 l Bier
	• 0,5 l Wein	• 0,75 l Wein

Welche Getränke enthalten wie viel Alkohol?

Da die alkoholischen Getränke einer Kategorie (z.B. Weine, Schnäpse, Liköre) einen sehr unterschiedlichen Alkoholgehalt haben können, kann man nur grobe Durchschnittswerte angeben:

→ ½ Liter Bier (mit rund 5 Vol.-% Alkohol) → 20 g Reinalkohol
→ 1 Viertel durchschnittlicher Wein (rund 13 Vol.-%) → 26 g Reinalkohol (bei durchschnittlichem Wein enthalten 2 dl Wein 20 g Gramm Reinalkohol)
→ Sekt und Frizzante → etwas weniger Alkohol als Wein
→ Der Alkoholgehalt von Spirituosen hat eine große Bandbreite. Er reicht von 14 Vol.-% (Eierlikör) über 40 Vol.-% (übliche klare Schnäpse) bis hin zu 80 Vol.-% (sehr starke Schnäpse, die aber kaum für den unverdünnten Konsum verwendet werden). 2 cl durchschnittlicher Schnaps (40 Vol.-%) enthalten rund 7 g Reinalkohol.

Ihre Fragen – unsere Antworten

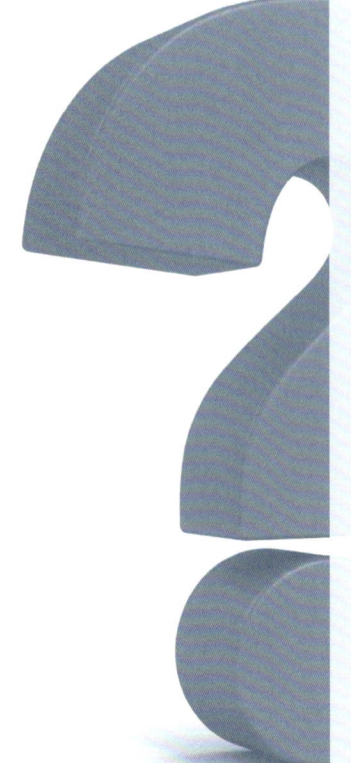

→ *Kann man den Konsum von Alkohol gänzlich vermeiden?*
Nein. Da viele Lebensmittel Gärungsprozessen ausgesetzt sind, bei denen Alkohol entsteht, finden sich in unserer Nahrung immer wieder geringe Alkoholmengen, die aber vernachlässigbar sind. Und da manche Speisen in unserem Körper gären, entstehen auch im Darm laufend geringe Alkoholmengen, die jedoch rasch wieder abgebaut werden.

→ *Was bedeutet „Promille"?*
Als Promille wird die Alkoholkonzentration von Gramm Reinalkohol in 1 Liter Blut bezeichnet.

→ *Wie schnell sinken die Promille im Laufe eines Abends ab?*
Das kommt darauf an, wie viel und wie lange man trinkt, welche individuelle relative Abbaugeschwindigkeit die betroffene Person hat und ob man etwas gegessen hat. Im Durchschnitt berechnet man pro Stunde einen Abbau von 0,15 Promille. Der relative Alkoholabbau ist bei Frauen und Männern in etwa gleich und liegt zwischen 0,1 und 0,2 Promille. Bei manchen Alkoholabhängigen – aber nur bei diesen! – kann sich die Abbaurate auf 0,34 Promille pro Stunde steigern, weil ein weiterer Abbaumechanismus entsteht, der sich bei Abstinenz aber rasch wieder zurückbildet.*

→ *Warum vertragen Männer mehr Alkohol als Frauen?*
Männer sind im Schnitt größer, haben einen geringeren Fettanteil und einen höheren Muskelanteil als durchschnittlich große Frauen und damit mehr Körperflüssigkeit. Da sich der Alkohol in der gesamten Körperflüssigkeit „verdünnt", kann ein „durchschnittlicher" Mann bei der gleichen konsumierten Menge um ein Drittel weniger Pro-

---

* Quelle: Zernig & Battista, in: Zernig G, Saria A, Kurz M, O'Malley S (Hrsg.): *Handbuch Alkoholismus. Universitätsklinik für Psychiatrie Innsbruck, Innsbruck* 2000, S. 477

mille haben als eine „durchschnittliche" Frau. Selbstverständlich sind Aussagen über die „Durchschnittsfrau" und den
„Durchschnittsmann" nicht 1:1 auf alle Frauen und Männer
übertragbar. Eine sehr große, muskulöse Frau „verträgt" in
diesem Sinne mehr Alkohol als ein sehr kleiner, zarter Mann.
Gewisse genetische Unterschiede bei Frauen und Männern
können im Abbau von Alkohol ebenfalls eine Rolle spielen.

→ *Wie viel Wein pro Tag ist für gesunde Menschen unbedenklich?*
Für Frauen 0,2 Liter, für Männer 0,3 Liter Wein – bei diesen
Mengen liegt die „Harmlosigkeitsgrenze", die für die meisten
gesunden Menschen gilt. Eine erhebliche Gesundheitsgefährdung tritt längerfristig ab 0,5 Liter Wein pro Tag (Frauen) und
0,75 Liter Wein pro Tag (Männer) ein.

→ *Ist Österreich ein Land der Alkoholiker?*
Nein. Rund 14% der Österreicher sind alkoholgefährdet oder
alkoholabhängig. Dem stehen 72% gegenüber, die Alkohol in
unbedenklichem Ausmaß trinken oder gar nicht. (14% haben
einen „relativ unproblematischen" Alkoholkonsum, das heißt,
sie befinden sich knapp unterhalb der Gefährdungsgrenze.)

→ *Wie viele Menschen sterben in Österreich pro Jahr durch
Alkohol?*
Das ist schwer zu bestimmen, weil die allermeisten Alkoholkranken letztlich an einer der Folgekrankheiten sterben. In
der Statistik scheint daher nur die unmittelbare Todesursache
auf. An akuter Alkoholvergiftung sterben rund 100 Menschen
pro Jahr. Nicht erfasst werden kann die Zahl jener Personen,
die an den Langzeitschäden des übermäßigen Alkoholkonsums (und somit an unterschiedlichen Krankheiten) sterben.

Ursachen

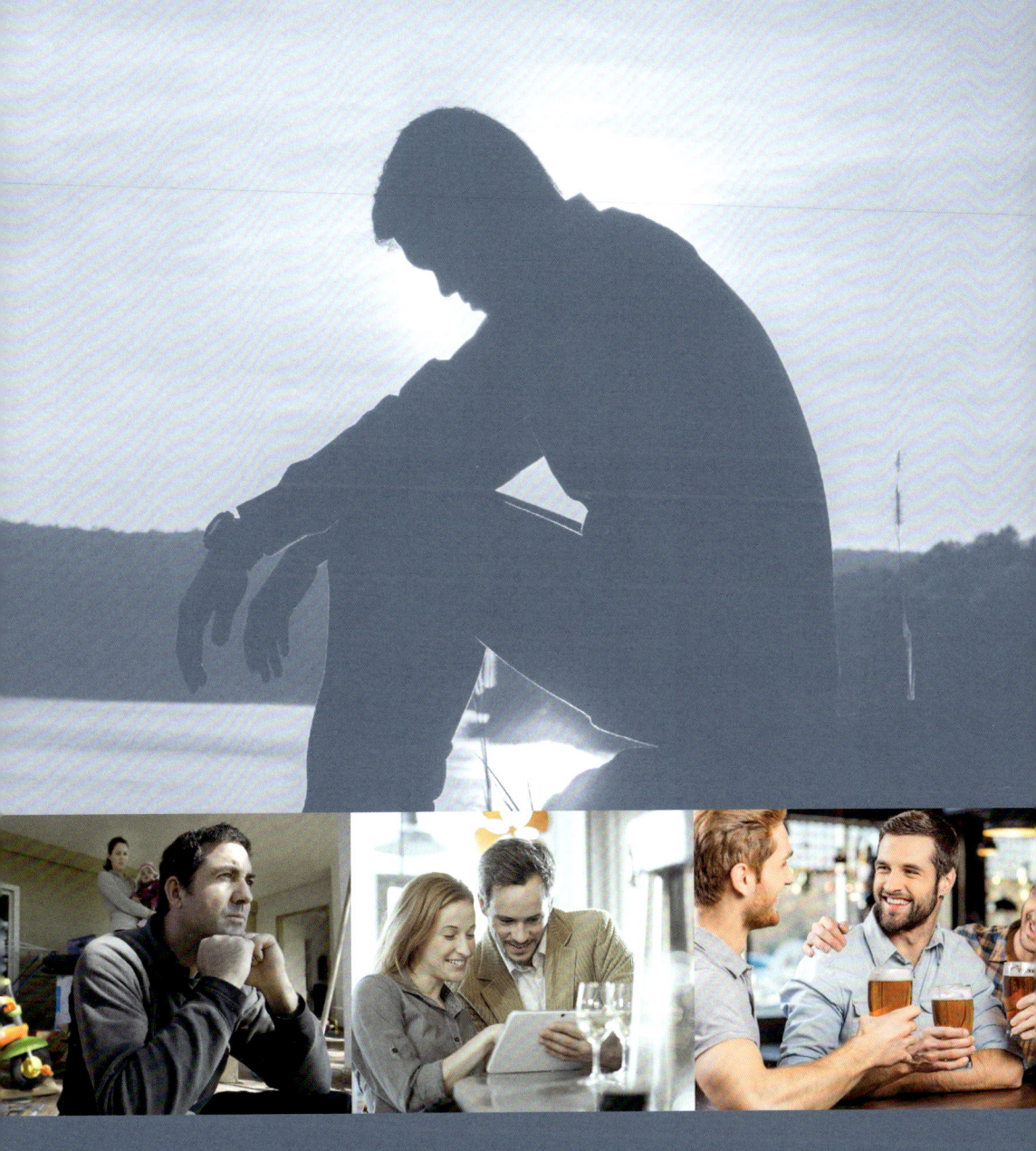

KAPITEL 2

Der Weg in die Alkohol-krankheit

Und schon war der Führerschein weg ...

Ich bin ein guter Autofahrer und ich fahre auch gern. Da ich im Außendienst tätig bin, passt das natürlich gut. In den letzten Monaten hatte ich besonders viel zu tun. Ich fuhr längere Strecken als sonst und ich konnte mich dann am Abend schlecht entspannen.

Da habe ich mir angewöhnt, vor dem Schlafengehen ein Bier zu trinken. Das hat anfangs gut geholfen, irgendwann dann aber nicht mehr. Also bin ich auf zwei, später auf drei Bier umgestiegen.

Gestern Abend habe ich mich mit ein paar Freunden getroffen. Da ich sonst nie zu viel trinke, wenn ich fahre, bin ich auch diesmal mit dem Auto hingefahren. Mit zwei, drei Bier werde ich mich sicher wie immer gut amüsieren können, war ich überzeugt und hatte daher auch keine Bedenken wegen des Zurückfahrens. Doch der Abend wurde lang und ich kam diesmal mit zwei, drei Bier auch nicht so schnell in Stimmung – daher habe ich wohl mehr als sonst getrunken. Vier Bier oder gar fünf, sechs? So genau wusste ich das nicht mehr, als ich ins Auto einstieg. Aber es ging ja über einen langen Zeitraum und ich fühlte mich total gut ...

Wird schon passen, dachte ich also und fuhr los. Doch schon hinter der nächsten Kurve stand die Polizei. „Fahrzeugpapiere, bitte!" Und dann: „Haben Sie Alkohol konsumiert?" – „Zwei, drei Bier im Laufe des Abends", gab ich kleinlaut zu. Dabei merkte ich schon beim Aussteigen, dass ich doch nicht mehr so ganz sicher auf den Beinen war.

„Na, da wird Ihnen ein Alkoholtest ja nichts ausmachen", antwortete der Polizist. Es blieb mir auch nichts anderes übrig. Und dann der Schock – 1,6 Promille! Wie gibt's das? Ich brauche doch den Führerschein für meine Arbeit!

Herwig, 36

Alles selbst verschuldet?

Als gesunder Mensch, der zwar selbst ganz gern einmal ein Glas Wein trinkt, aber nie betrunken ist, neigt man dazu, all jene, die oft „einen über den Durst" trinken, schnell zu verurteilen. Taumelt uns eine schwer alkoholisierte Person lallend entgegen, so meiden wir zumeist den Kontakt, weichen aus und reagieren so einem Menschen gegenüber, der sich derart gehen lässt, eher ablehnend. Ist das berechtigt? Ist das nicht alles selbst verschuldet?

Immer wieder bekommen Menschen mit einem Alkoholproblem von ihrer Umwelt auch zu hören, sie sollten doch einfach mit dem Trinken aufhören. So manche Ehefrau hat schon die mehr oder weniger hochprozentigen Vorräte ihres Mannes in den Ausguss geleert und gehofft, jegliches Fehlen von Alkohol im Haus könne ihn zur Einsicht und zum Aufhören bringen.

Doch so einfach, wie man sich das vorstellt, ist es keineswegs. Denn Alkoholabhängigkeit ist keine Willensschwäche, sondern meist eine ernste Krankheit. Man kann dieser Erkrankung zwar vorbeugen (siehe *Seite 128)*, aber wenn sie einmal manifest ist, bedarf sie häufig ärztlicher Behandlung und professioneller Betreuung.

Ob und wie schnell sich eine Suchterkrankung entwickelt, hängt von vielerlei Ursachen ab.

Was versteht man unter Sucht?

Unter Sucht versteht man eine krankhafte Abhängigkeit: entweder vom Konsum einer bestimmten Substanz, wie z.B. Alkohol, oder im Falle der nicht stoffgebundenen Süchte eine krankhafte Verhaltensweise, wie z.B. Glücksspiel, Computerspiel, Kaufen etc.

Doch warum entwickeln manche Menschen Alkoholsucht, andere die Sucht nach Glücksspiel oder sonstige Süchte? Wie kommt es außerdem dazu, dass manche Menschen regelmäßig Alkohol konsumieren und nie Probleme damit bekommen, während andere in die Abhängigkeit rutschen und nach und nach von Problemen überrollt werden?

Damit eine Sucht entstehen kann, müssen drei Faktoren zusammenspielen:

1. Die Substanz muss verfügbar sein.
2. Man muss persönliche Gründe haben, diese Substanz zu konsumieren.
3. Die Substanz muss ein Abhängigkeitspotenzial besitzen, um im Gehirn jene spezifischen Vorgänge auszulösen, die es mit der Zeit immer schwieriger machen, mit dem Konsum aufzuhören.

Beim Alkohol sind diese Voraussetzungen leider sehr oft gegeben:

→ Alkohol ist in unserer Gesellschaft allgegenwärtig und das Gefahrenbewusstsein ist immer noch gering.

→ Es gibt viele Gründe, warum man Alkoholkonsum und Alkoholwirkung attraktiv finden kann.

→ Bei unmäßigem und regelmäßigem Konsum löst Alkohol im Gehirn verschiedene Veränderungen aus, die zur Abhängigkeit führen können.

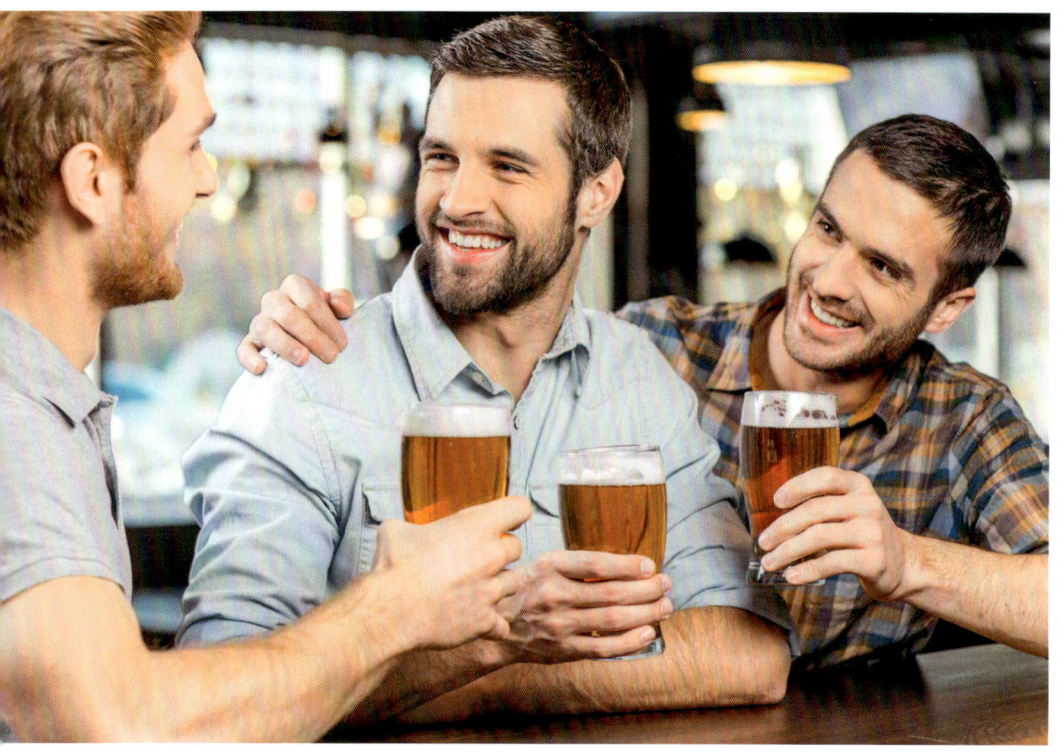

Die meisten Menschen können ihr Bier nach Feierabend genießen, ohne abhängig zu werden

Ich trinke, du trinkst – warum werde ich abhängig und du nicht?

Wie wir wissen, wird nicht jeder Mensch, der mehr oder weniger regelmäßig Alkohol trinkt, abhängig. Die meisten können „ihren Wein" oder „ihr Bier" in Grenzen genießen, den Konsum problemlos kontrollieren und auch jederzeit zwischendurch aussetzen.

Was läuft also schief, wenn jemand abhängig wird? Wenn Alkoholabhängigkeit eine Krankheit sein soll, welche medizinischen Erklärungen gibt es dafür?

1. Das Gleichgewicht in unserem Gehirn

→ **GABA- und Glutamatsystem**

Alkohol gelangt innerhalb weniger Minuten über die Blutbahn ins Gehirn und verteilt sich dort, sodass viele Botenstoffsysteme (Neurotransmitter) gleichzeitig beeinflusst werden. Die zwei wichtigsten sind das GABA-System und das Glutamatsystem. Die beiden sind im Gehirn „Gegenspieler" und befinden sich mehr oder weniger im Gleichgewicht. Durch den Einfluss von Alkohol geht dieses Gleichgewicht verloren.

GABA (Gamma-Aminobuttersäure) ist ein hemmender Neurotransmitter im Gehirn, der an Nervenzellen (Neuronen) mit GABA-Rezeptoren andockt und deren Erregbarkeit herabsetzt. Der Alkohol entfaltet seine Wirkung im Gehirn hauptsächlich über das GABA-System und bewirkt Entspannung, Beruhigung, Entschleunigung, Wohlbefinden. Denn Alkohol verstärkt die Wirkung des Botenstoffes GABA – unter anderem in der frontalen Hirnrinde, wo GABA jene Neuronen hemmt, die für die Verhaltenskontrolle zuständig sind, sodass deren Kontrollfunktion herabgesetzt wird. Es kommt zur Enthemmung.

Je mehr man trinkt, umso mehr Alkohol braucht man

Das **Glutamatsystem** ist der Gegenspieler von GABA und gleicht dessen hemmende Effekte aus. Dies ist eine grundlegende Eigenschaft unseres Gehirns – jeder Einfluss kann ausgleichende Gegenmaßnahmen auslösen. Wird das GABA-System durch Alkoholkonsum verstärkt, setzt das Gehirn gleichzeitig eine Gegenmaßnahme durch Stimulation des Glutamatsystems in Gang. Je mehr Alkohol zugeführt wird, umso stärker werden die Gegenmaßnahmen.

Wer länger trinkt, spürt daher die angenehmen Wirkungen des Alkohols bei mäßigen Dosen kaum noch, weil sofort die Aktivierung des Glutamatsystems als Gegenmaßnahme auf den Plan gerufen wird und die verstärkte GABA-Wirkung neutralisiert. Das Nervensystem gewöhnt sich an den Alkohol. Um den gleichen angenehmen Effekt zu erzielen, muss man also mit der Zeit immer mehr und mehr trinken.

Doch je größer der Alkoholkonsum ist, umso mehr Gegenmaßnahmen werden auch gesetzt. Nach und nach entfaltet das GABA-System nur noch eine unzureichende Wirkung, weil diese sofort durch das inzwischen überaktivierte Glutamatsystem ausgeglichen wird. Man „verträgt" also zusehends mehr Alkohol, ja, man braucht immer mehr, um sich nicht schlecht zu fühlen und unter Entzugserscheinungen, wie körperlicher Unruhe, Schlafstörungen oder dem Verlangen nach Alkohol, zu leiden. Und das ist der Weg in die körperliche Abhängigkeit.

In dieser Phase ist rasches Abstellen von Alkoholkonsum potenziell gefährlich und sollte unter ärztlicher Aufsicht erfolgen. Mit Medikamenten ist es möglich, das Gleichgewicht wieder herzustellen und dem Nervensystem Zeit zu geben, sich auf „alkoholfreies Funktionieren" umzustellen. Näheres dazu im Kapitel „Behandlung" ab *Seite 150*.

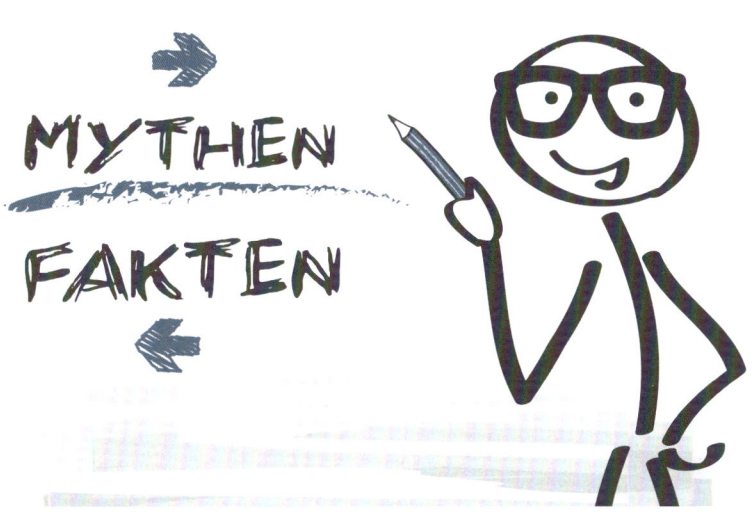

„Durcheinandertrinken macht schneller beschwipst."
Stimmt teilweise.

Die Wirkung hängt in erster Linie von der Alkoholmenge ab, die getrunken wird. Allerdings ist man schneller betrunken, wenn man z.B. Bier oder Wein durch Cocktails, Longdrinks oder hochprozentige Schnäpse „ergänzt". Einerseits haben die meisten dieser Getränke einen höheren Alkoholgehalt als Bier oder Wein. Andererseits können kohlensäurehaltige alkoholische Drinks eine schnellere Alkoholaufnahme bewirken. Man verliert rasch den Überblick über die konsumierte Alkoholmenge und hat mehr Alkohol im Blut.

→ **Belohnungssystem**

Das Belohnungssystem in unserem Gehirn sorgt dafür, dass wir befriedigt sind und uns gut fühlen, wenn unsere vielfältigen Bedürfnisse erfüllt werden. Das gilt für jede Art von Bedürfnissen – physiologische wie Hunger und Durst, aber auch „höhere" Bedürfnisse wie soziale Kontakte, ästhetische und andere Erlebnisse. Das Wohlbefinden setzt oft schon im Vorhinein ein, z.B. wenn wir Wasser oder Essen nur sehen oder wenn wir uns auf den Weg zu einer Theaterpremiere oder einem interessanten Film machen.

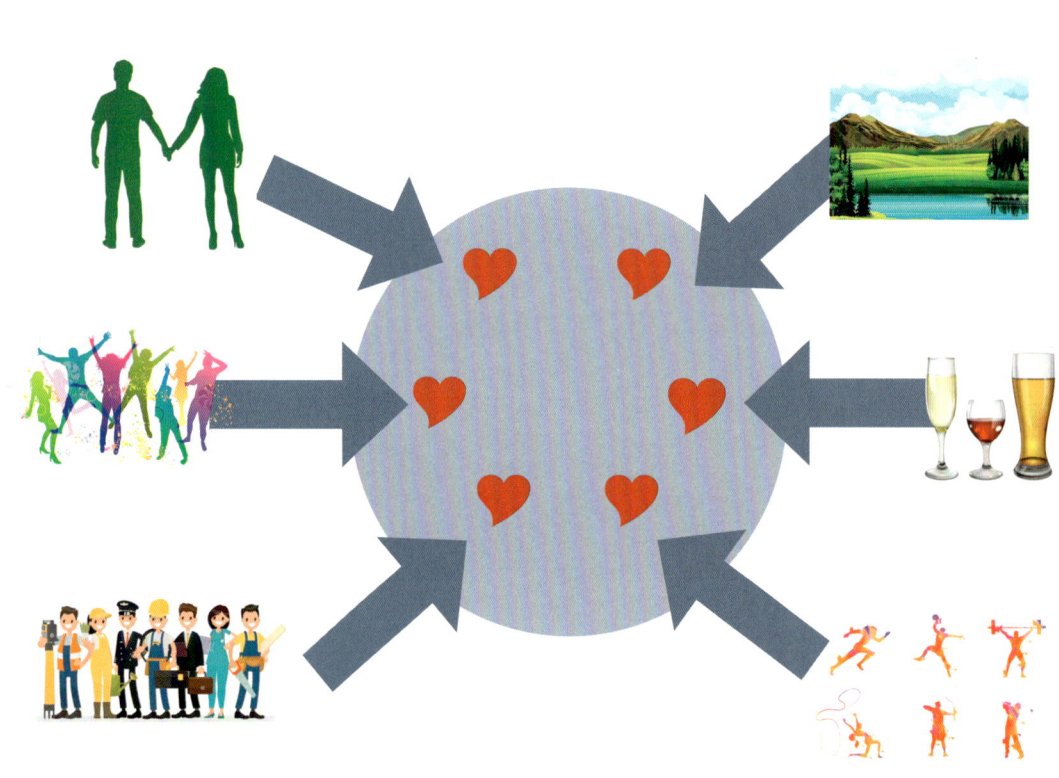

Das Belohnungssystem kann durch viele Aktivitäten des Lebens
aktiviert werden.

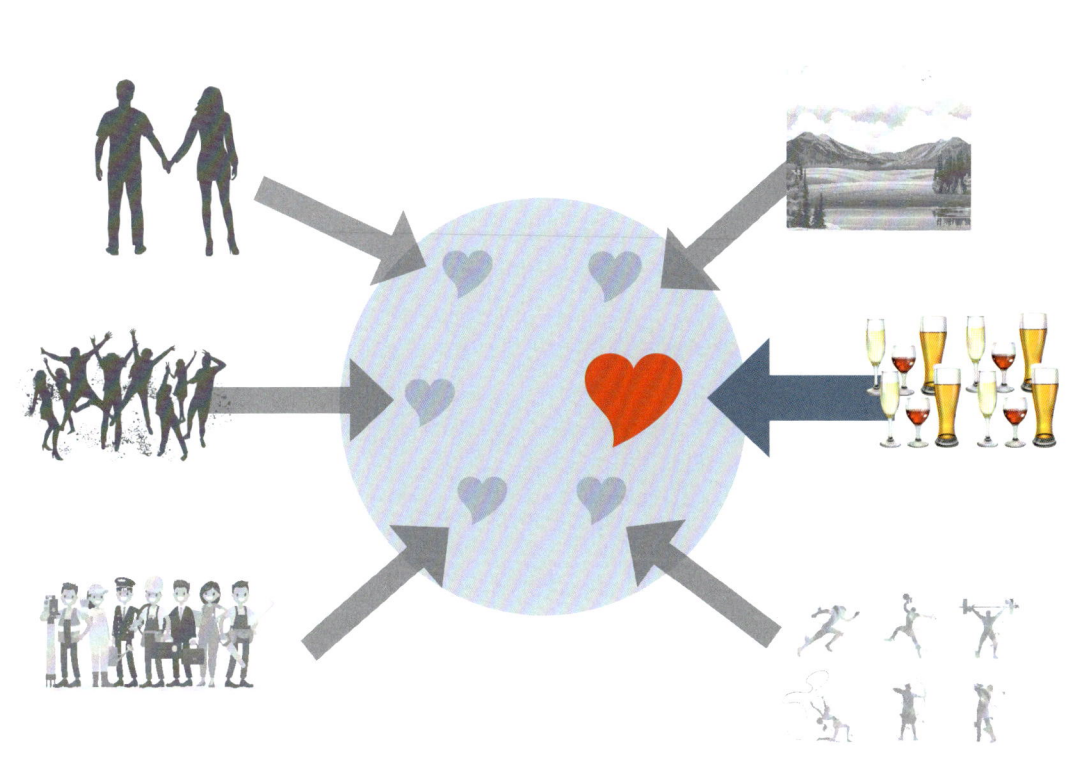

In der Sucht ist das Belohnungssystem überempfindlich für Alkohol und damit verbundene Aktivitäten und weniger sensibel für andere Aktivitäten. Somit verringert Alkohol die Chance auf andere Glücksmomente im Leben.

Verantwortlich für diese vorauseilenden Gefühle ist das Belohnungssystem, dessen Wirkung im Gehirn sehr komplex organisiert ist. Im Wesentlichen wird die Aktivität des Belohnungssystems durch zwei Botenstoffsysteme bestimmt: Endorphine und Dopamin.

Alkohol sowie manche Drogen besitzen die Fähigkeit, die Ausschüttung dieser Botenstoffe im Belohnungssystem deutlich zu erhöhen. Somit verschaffen sich diese Substanzen einen „direkten" Zugang zu unserer inneren „Steuerzentrale". Bei mäßigem Konsum ermöglicht dieser Effekt den Genuss. Das kann aber in manchen Fällen zur Eskalation des Konsums führen, da sich das Belohnungssystem auf die Wirkung einer Suchtsubstanz allmählich umstellt und für andere Einflüsse zunehmend unzugänglicher wird. Dies geschieht langsam und sehr oft unauffällig, stellt aber einen der wichtigsten Mechanismen in der Entwicklung der Abhängigkeit dar.

Mit der Zeit bekommt Alkohol einen immer höheren Stellenwert für den Betroffenen und er reagiert übersensibel auf alkoholbezogene Reize, im Gegenzug aber unempfindlich gegenüber anderen Reizen. Das führt dazu, dass sich viele Menschen mit einem Alkoholproblem für etwas anderes schwerer begeistern können und an keiner Aktivität ausreichend Freude finden, wenn diese nicht mit Alkoholkonsum in Verbindung steht. Selbst nach einem gelungenen Entzug dauert es lange Zeit, bis das Belohnungssystem für andere Reize wieder vollständig empfänglich wird. Dieser Mechanismus begünstigt daher auch Rückfälle.

Alkoholismus hat also nichts mit Willensschwäche zu tun. Sehr wohl bedarf es aber der inneren Bereitschaft, um dieser Krankheit zu entrinnen. Mehr dazu im Kapitel „Behandlung" ab *Seite 150*.

Gene können die Neigung zu Alkoholismus erhöhen

2. Die genetische Disposition

Man kann nicht sagen, dass Alkoholismus in den Genen liegt. Gene machen einen Menschen nicht zum Alkoholiker, allerdings kann eine gewisse genetische Prädisposition die Neigung zur Alkoholkrankheit erhöhen.

→ So gibt es genetische Variationen, bei denen die Steuerung der inneren Impulse – die sogenannte **Impulskontrolle** – erschwert ist. Menschen, die oft impulsiv handeln und nicht rechtzeitig aufhören können, trinken meist auch nicht kontrolliert, sondern exzessiv.

→ Auch die **Aktivierung des Belohnungssystems** mit der Dopaminausschüttung ist bis zu einem gewissen Grad genetisch bedingt. Bei manchen Menschen ist das Belohnungssystem ausgeglichen. Sie übertreiben selten, sind stets maßvoll in allem, was sie tun. Bei anderen erfolgt die Dopaminausschüttung im Belohnungssystem rasch. Diese Menschen übertreiben gerne alles, was sie tun, sie geben sich eher dem maßlosen Genuss hin.

→ Eine zusätzliche Rolle kommt dem Zusammenspiel der Gene zu, die für den **Stoffwechsel von Alkohol** zuständig sind:

Das Alkoholmolekül Ethanol und sein Stoffwechsel
Jedes Ethanolmolekül, das in den Magen-Darm-Trakt aufgenommen wird, muss auf metabolischem Weg in zwei Stufen abgebaut werden: zunächst in giftiges Acetaldehyd, das dann weiter zur ungiftigen Essigsäure abgebaut wird.

1. Zuerst wird Ethanol vom Enzym **ADH (Alkoholdehydrogenase)** in das giftige Acetaldehyd umgewandelt. Acetaldehyd ist für viele negative Auswirkungen des Alkoholkonsums (z.B. „Kater-Symptome") mitverantwortlich.
2. Danach muss Acetaldehyd weiter zur ungiftigen Essigsäure abgebaut werden. Dafür braucht man das Enzym **Aldehyddehydrogenase (ALDH).**

Normalerweise besteht beim Konsum geringer Mengen Alkoho ein Gleichgewicht zwischen den beiden Enzymen. Das Ethanol wird rasch zu Acetaldehyd und dieses zu Essigsäure abgebaut, ohne dass es zu unangenehmen Folgen kommt. Doch das ist nicht immer der Fall!

Die Ausnahmen:

→ Bei exzessivem Alkoholkonsum werden auf dem überforder-
ten Abbauweg vermehrt toxische Stoffwechselprodukte
(u.a. sogenannte freie Radikale) produziert, die dann zusätzlich für die Entstehung von gesundheitlichen Schäden in
verschiedenen Organen verantwortlich sind. Insgesamt gilt:
Je höher die konsumierten Mengen und je häufiger der Konsum, desto wahrscheinlicher sind schädliche Auswirkungen.

→ Bei bestimmten genetischen Konstellationen wiederum
stimmt die Balance der Abbauprozesse nicht. Es gibt eine
genetische Variante der Alkoholdehydrogenase, die Alkohol
besonders rasch zu Acetaldehyd abbaut, und eine genetische Variante der Aldehyddehydrogenase, die Acetaldehyd
besonders langsam zu Essigsäure abbaut. Beide Varianten
bewirken, dass es längere Zeit zu einer erhöhten Konzentra-
tion des giftigen Acetaldehyds im Körper kommt, was kurz-
fristig und langfristig zu unangenehmen Effekten für den
Betroffenen führt. Beide Varianten findet man relativ selten
bei Menschen europäischer Herkunft, häufig hingegen in
Ostasien. Den Betroffenen wird rasch schlecht, sie können
daher nur wenig Alkohol trinken und sind weniger gefährdet, an Alkoholismus zu erkranken.

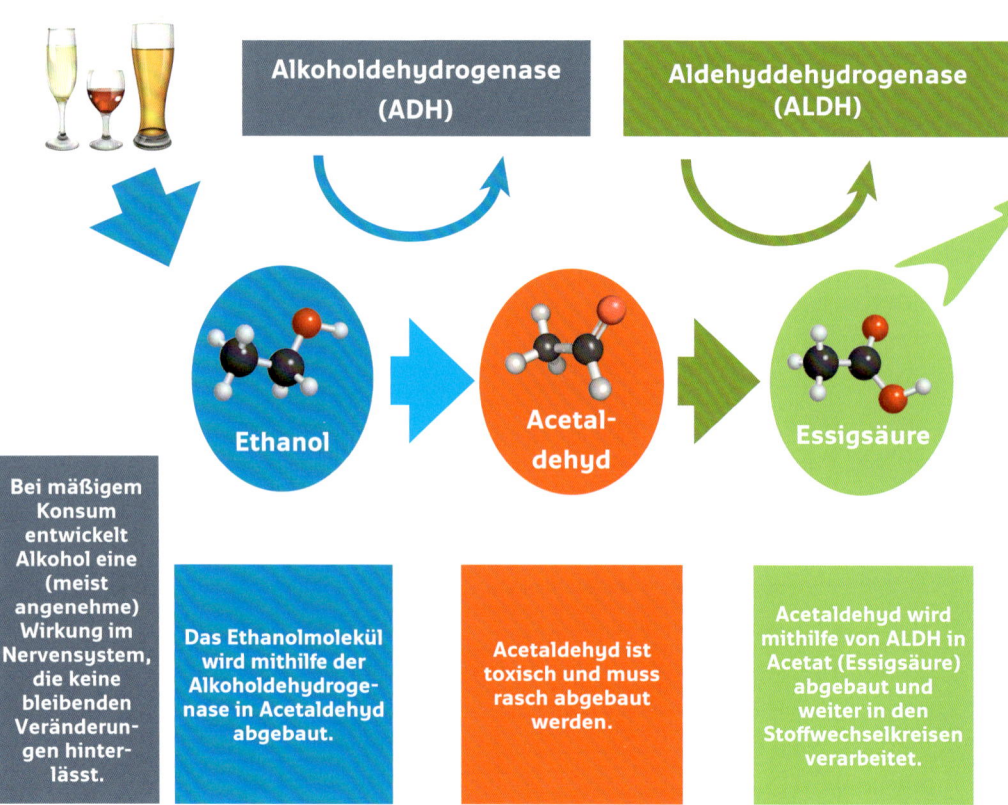

Mäßiger Alkoholkonsum: der natürliche Abbauweg

Alkoholdehydrogenase (ADH)

Aldehyddehydrogenase (ALDH)

Ethanol

Acetal-dehyd

Essigsäure

Bei mäßigem Konsum entwickelt Alkohol eine (meist angenehme) Wirkung im Nervensystem, die keine bleibenden Veränderungen hinterlässt.

Das Ethanolmolekül wird mithilfe der Alkoholdehydrogenase in Acetaldehyd abgebaut.

Acetaldehyd ist toxisch und muss rasch abgebaut werden.

Acetaldehyd wird mithilfe von ALDH in Acetat (Essigsäure) abgebaut und weiter in den Stoffwechselkreisen verarbeitet.

Übermäßiger Konsum: andauernde Überforderung des Stoffwechsels

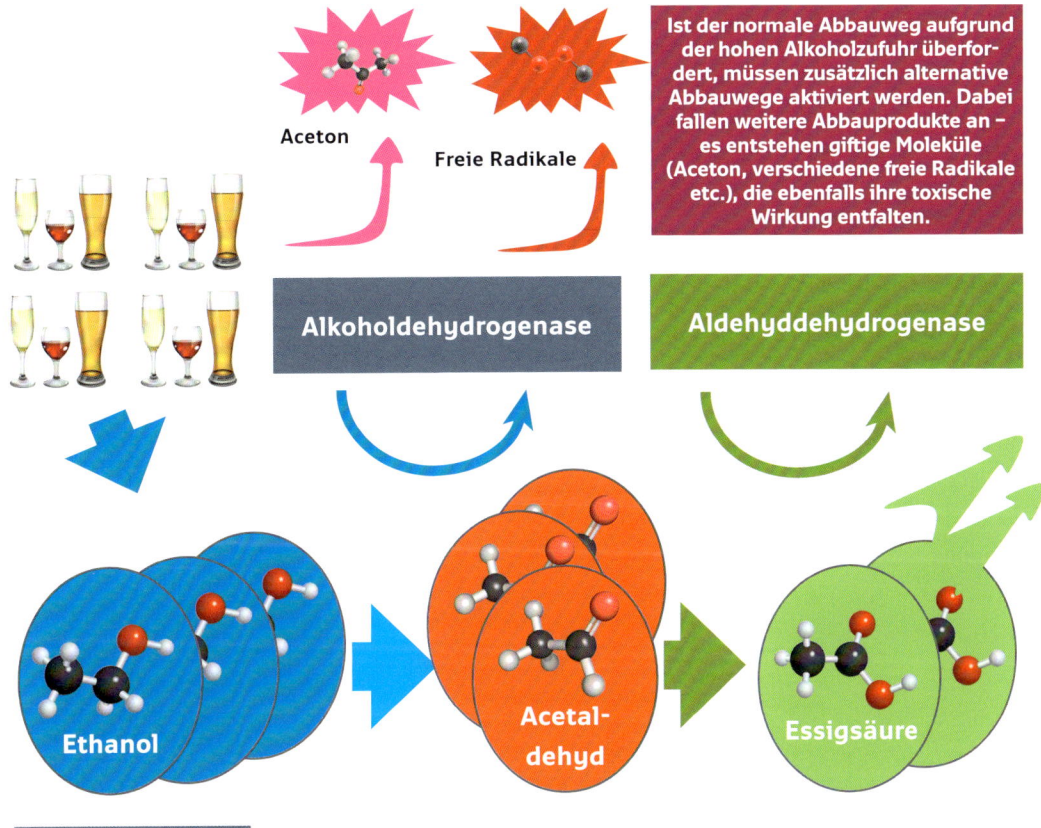

Aceton

Freie Radikale

Ist der normale Abbauweg aufgrund der hohen Alkoholzufuhr überfordert, müssen zusätzlich alternative Abbauwege aktiviert werden. Dabei fallen weitere Abbauprodukte an – es entstehen giftige Moleküle (Aceton, verschiedene freie Radikale etc.), die ebenfalls ihre toxische Wirkung entfalten.

Alkoholdehydrogenase

Aldehyddehydrogenase

Ethanol

Acetal-dehyd

Essigsäure

Bei übermäßigem Konsum wirken größere Mengen Alkohol und Acetaldehyd über längere Zeit im Nervensystem und verursachen mit der Zeit bleibende Veränderungen.

Der Abbau von Acetaldehyd dauert länger, seine gewebeschädigende Wirkung wird somit schwerwiegender.

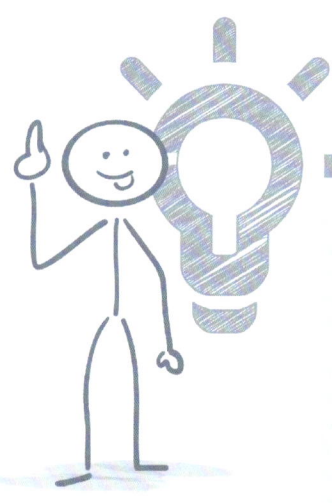

Wissen in Kürze:

Alkoholdehydrogenasen (ADH) sind Enzyme, die beim Energiestoffwechsel Alkohol (Ethanol) zum giftigen Acetaldehyd abbauen. Das Enzym Alkoholdehydrogenase ist bei verschiedenen Menschen unterschiedlich aktiv. So haben Menschen europäischer Abstammung nur selten, Menschen ostasiatischer Herkunft aber häufiger eine aktivere Form dieses Enzyms, was bei Betroffenen zu einem Acetaldehyd-Stau im Körper führt. Die negativen Auswirkungen des Alkoholkonsums sind bei betroffenen Menschen deutlich stärker als bei anderen. Diese genetische Variante ist ein Schutzfaktor gegen Alkoholismus.

Acetaldehyd: Dies ist ein giftiges Stoffwechselprodukt, das u.a. in einem ersten Schritt beim Alkoholabbau entsteht. In seiner Wirkung im Nervensystem ist Acetaldehyd genau das Gegenteil von Alkohol – es stimuliert das Glutamatsystem und verursacht unangenehme Symptome wie Unruhe, Zittern und Schlafstörungen.
Wegen seiner negativen Auswirkungen sollte dass Acetaldehyd beim Alkoholabbau nicht lange im Körper verbleiben, sondern möglichst rasch weiter umgebaut werden. Dies geschieht mithilfe des Enzyms ALDH.

Aldehyddehydrogenasen (ALDH) sind Enzyme, die für den Abbau von giftigem Acetaldehyd sorgen. Sie wandeln Acetaldehyd zur ungiftigen Essigsäure um. Auch das Enzym Aldehyddehydrogenase ist bei verschiedenen Menschen unterschiedlich aktiv. Ostasiaten haben beispielsweise besonders oft eine weniger aktive Form dieses Enzyms, während diese Variante bei Europäern relativ selten vorkommt. Wird das Alkoholabbauprodukt Acetaldehyd nur langsam in Essigsäure umgewandelt, kommt es zu einem Acetaldehyd-Stau im Körper mit den beschriebenen negativen Auswirkungen.

3. Risikofaktoren

Neben den genannten Voraussetzungen, die bei manchen Menschen die Entwicklung der Abhängigkeit begünstigen, spielen auch einige Risikofaktoren eine nicht unwesentliche Rolle.

→ **Soziale Umgebung**

Obwohl die Alkoholproblematik bekanntlich quer durch alle Gesellschaftsschichten auftritt, befinden sich viele Alkoholpatienten oft in einem schwierigen sozialen Umfeld, in dem Stress, Arbeitslosigkeit, prekäre Beschäftigungsverhältnisse, Unzufriedenheit oder Angst das Leben prägen. Solche Lebensumstände können dazu beitragen, dass der Alkoholkonsum steigt.

Probleme sollten auf andere Weise als mit Alkohol bewältigt werden

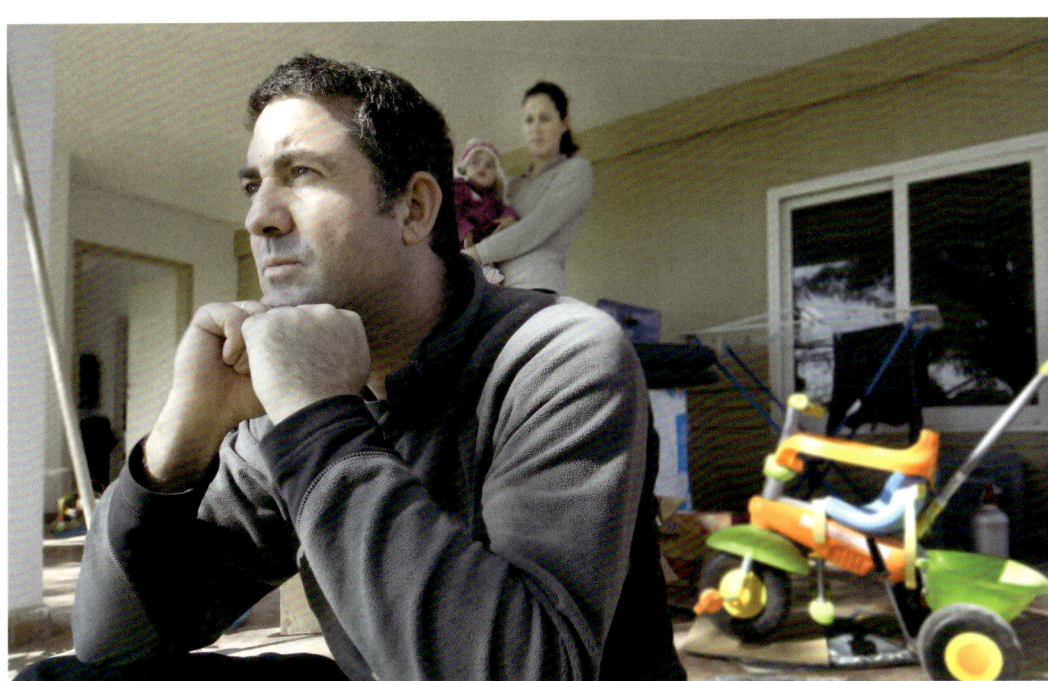

→ **Familien mit Alkoholproblemen**

Da die Familie für die Entwicklung eines Menschen prägend ist, spielt auch der Umgang mit Alkohol in der Familie oft eine große Rolle in der Entstehung einer späteren Alkoholproblematik. Allerdings kommen Menschen mit Alkoholproblemen auch aus Familien, wo kaum getrunken wird. Andererseits können viele, die aus Familien mit Alkoholoproblemen stammen, mit dem Alkohol vernünftig umgehen. Alkoholprobleme in der Familie können zweifellos sehr belastend sein. Man darf ihnen aber nicht immer eine schicksalhafte Bedeutung für die Kinder zuschreiben.

→ **Psychische Probleme**

Viele Alkoholpatienten haben psychische Probleme verschiedener Ausprägung. Depressionen, Angststörungen, soziale Isolierung und Überforderung sowie persönlichkeitsbedingte emotionale Instabilität spielen auf dem Weg in den Alkoholismus oft eine wichtige Rolle. Derartige Probleme erhöhen die Wahrscheinlichkeit, alkoholkrank zu werden, erheblich, wenn Alkohol als entspannendes, euphorisierendes oder angstlösendes Mittel angewendet wird. Da in unserem Kulturkreis Alkohol das am leichtesten erhältliche Entspannungsmittel ist, wird er häufig bei Problemen und Symptomen dieser Art eingesetzt. Wenn sich Menschen aufgrund ausgeprägter psychischer Probleme auf die Alkoholwirkung angewiesen fühlen, aber noch nicht körperlich abhängig sind, spricht man von sogenannter „psychischer Abhängigkeit".

Achten Sie auf Risikofaktoren!

Während manche Menschen ohne psychische Belastung alkoholabhängig werden, sind es bei anderen die psychischen Probleme, die zu einem regelmäßigen, steigenden Alkoholkonsum führen. Im ersten Fall spricht man von „primärer
Alkoholabhängigkeit", die zweite Variante bezeichnet man als
„sekundären Alkoholmissbrauch" und später als „sekundäre
Alkoholabhängigkeit".

→ **Zugehörigkeit zu stark alkoholorientierten Gruppen**
Menschen, die über Jahre regelmäßig große Mengen Alkohol
trinken, sind besonders gefährdet, in eine Abhängigkeit zu geraten. Das passiert am ehesten in einem beruflichen oder sozialen Umfeld, in dem regelmäßiger Alkoholkonsum zum Tagesablauf gehört. Berufliche Situationen, in denen Alkoholkonsum
selbstverständlich ist und zudem auch latenter Druck vorhan-

den ist, mitzutrinken, sind über die letzten Jahrzehnte immer seltener geworden. Wo das allerdings nach wie vor der Fall ist, sind langfristig gravierende gesundheitliche Probleme eher wahrscheinlich. Aber auch in Freundeskreisen, in denen exzessiver Alkoholkonsum eine Selbstverständlichkeit darstellt, besteht Gefährdung.

In oben beschriebenem Fall wäre es am besten, den eigenen Durchschnittskonsum mengenmäßig zu begrenzen, also unter der Harmlosigkeitsgrenze (siehe *Tabelle* rechts) zu bleiben, Alkoholexzesse zu vermeiden und zumindest zwei alkoholfreie Tage pro Woche einzulegen. Und wenn der Freundeskreis den gemäßigten Alkoholkonsum nicht zulässt, dann ist es an der Zeit, eine wichtige Entscheidung zu treffen ...

Die gängigen Harmlosigkeits- bzw. Gefährdungsgrenzen wurden in Übereinstimmung mit Empfehlungen des britischen Health Education Council (1994) definiert – eine Grenzziehung, die inzwischen auch über WHO-Publikationen (z.B. Anderson 1990) international Verbreitung gefunden hat.

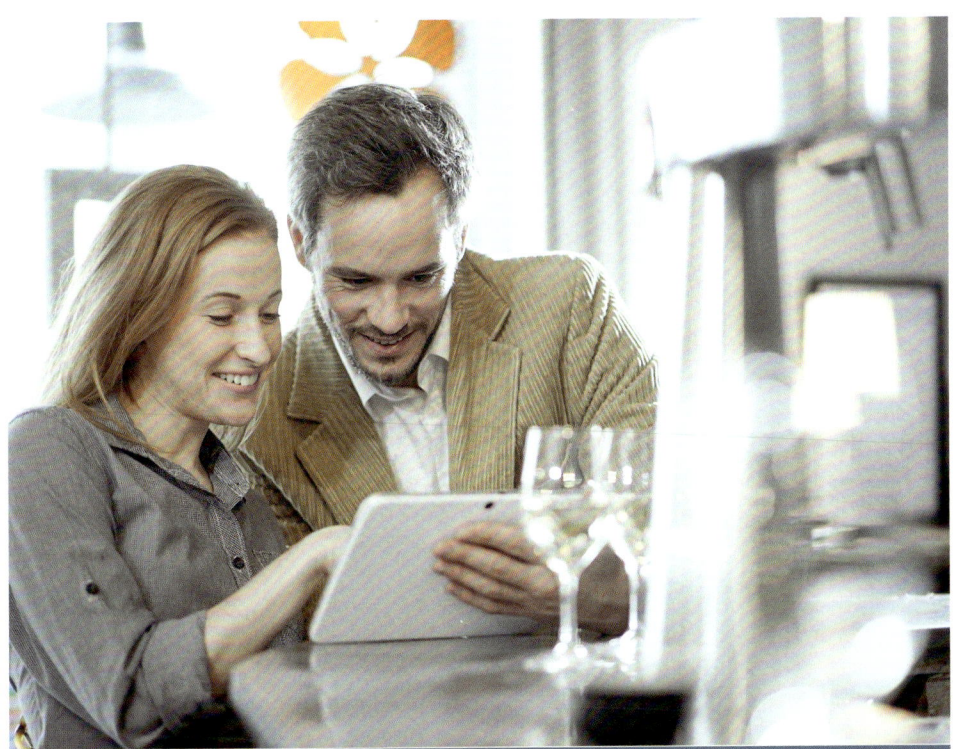

Tab.: Harmlosigkeitsgrenzen und Gefährdungsgrenzen

	Männer	**Frauen**
Harmlosigkeitsgrenze: Konsum für gesunde Menschen als weitgehend unbedenklich eingestuft	bis 24 Gramm reinem Alkohol pro Tag ≈ 0,6 Liter Bier ≈ 0,3 Liter Wein	bis 16 Gramm reinem Alkohol pro Tag ≈ 0,4 Liter Bier ≈ 0,2 Liter Wein
Gefährdungsgrenze: Konsum als gesundheitsgefährdend eingestuft	ab 60 Gramm reinem Alkohol pro Tag ≈ 1,5 Liter Bier ≈ 0,75 Liter Wein	ab 40 Gramm reinem Alkohol pro Tag ≈ 1 Liter Bier ≈ 0,5 Liter Wein

Quelle: Health Education Council, 1994

Ihre Fragen – unsere Antworten

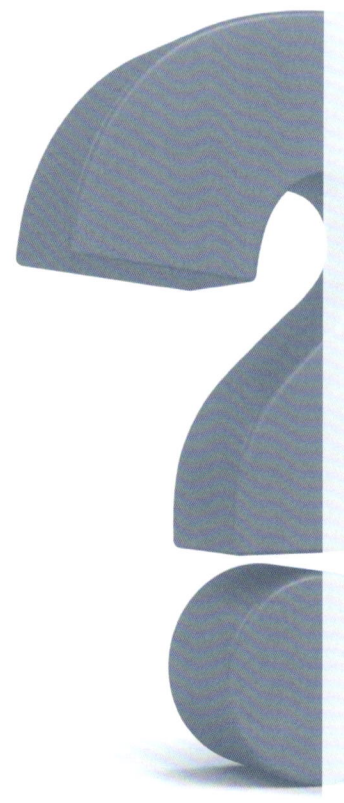

→ *Ist Alkoholabhängigkeit eine Willensschwäche?*
Nein! Ob und wie leicht man eine Alkoholsucht entwickelt, hängt von einer Vielzahl von Ursachen ab. Hier spielen bestimmte Mechanismen im Gehirn, die genetische Veranlagung und diverse Risikofaktoren eine Rolle. Ist man abhängig und will mit dem Trinken aufhören, braucht man mehr als einen starken Willen: Man sollte planmäßig vorgehen und die Hilfe eines Arztes oder einer entsprechenden Gesundheitseinrichtung in Anspruch nehmen.

→ *Welche Mechanismen im Gehirn sorgen dafür, dass man von Alkohol abhängig wird, wenn man viel und regelmäßig trinkt?*
Das normale Gleichgewicht zwischen den Botenstoffsystemen GABA und Glutamat ist in diesem Fall nicht gegeben. Eine weitere Rolle spielt das Belohnungssystem.
GABA ist ein hemmender Neurotransmitter (Botenstoff), der für Entspannung und Beruhigung sorgt und dessen Wirkung durch Alkohol verstärkt wird. Das Glutamatsystem ist der Gegenspieler des GABA-Systems und gleicht dessen hemmende Effekte aus. Wenn Alkohol das GABA-System aktiviert, setzt das Gehirn gleichzeitig Gegenmaßnahmen und stimuliert das Glutamatsystem. Je mehr Alkohol man trinkt, umso mehr wird GABA aktiviert und umso mehr Gegenmaßnahmen werden vom Glutamatsystem gesetzt. Wer länger trinkt, spürt daher die durch den Alkohol hervorgerufene wohltuende Wirkung nicht mehr und muss somit mehr und mehr trinken, um den gewünschten Effekt zu erreichen.
Das Belohnungssystem im Gehirn sorgt dafür, dass wir befriedigt sind, wenn unsere Bedürfnisse erfüllt werden. Dies

steht in Zusammenhang mit der Ausschüttung der Botenstoffe En-
dorphin und Dopamin. Alkohol erhöht die Ausschüttung dieser Botenstoffe. Bei lang anhaltendem hohem Alkoholkonsum stellt sich
das Belohnungssystem allmählich so um, dass die Befriedigung
durch Alkohol schnell eintritt und andere Faktoren und Einflüsse
eine immer geringere Rolle spielen. Für Betroffene bekommt Alkohol
einen zunehmend höheren Stellenwert; im Gegenzug werden sie weniger empfindlich gegenüber anderen Reizen.

→ *Liegt Alkoholismus auch in den Genen?*
Gene machen einen Menschen nicht zum Alkoholiker, allerdings
kann eine gewisse genetische Voraussetzung die Neigung zur Alkoholkrankheit erhöhen. So ist bei manchen Betroffenen die Impulskontrolle herabgesetzt, sie neigen zur Maßlosigkeit. Auch die Aktivierung des Belohnungssystems mit der Dopaminausschüttung ist
bis zu einem gewissen Grad genetisch bedingt.
Eine zusätzliche Rolle spielt das Zusammenspiel der Gene, die für den
Stoffwechsel von Alkohol zuständig sind. Da ein solches genetisches
Zusammenspiel relativ häufig vorkommt, ist es wichtig, den persönlichen Umgang mit Alkohol verantwortungsbewusst zu gestalten.

→ *Woran erkenne ich, ob ich auf dem Weg zur Alkoholabhängigkeit bin?*
Achten Sie auf folgende Warnzeichen:
  → Sie greifen in Krisen zu Alkohol.
  → Sie bekämpfen Stress durch Alkohol.
  → Es fällt Ihnen schwer, zwei Tage pro Woche auf Alkohol zu
    verzichten.
  → Sie trinken regelmäßig Mengen, die die Harmlosigkeitsgrenze
    überschreiten.

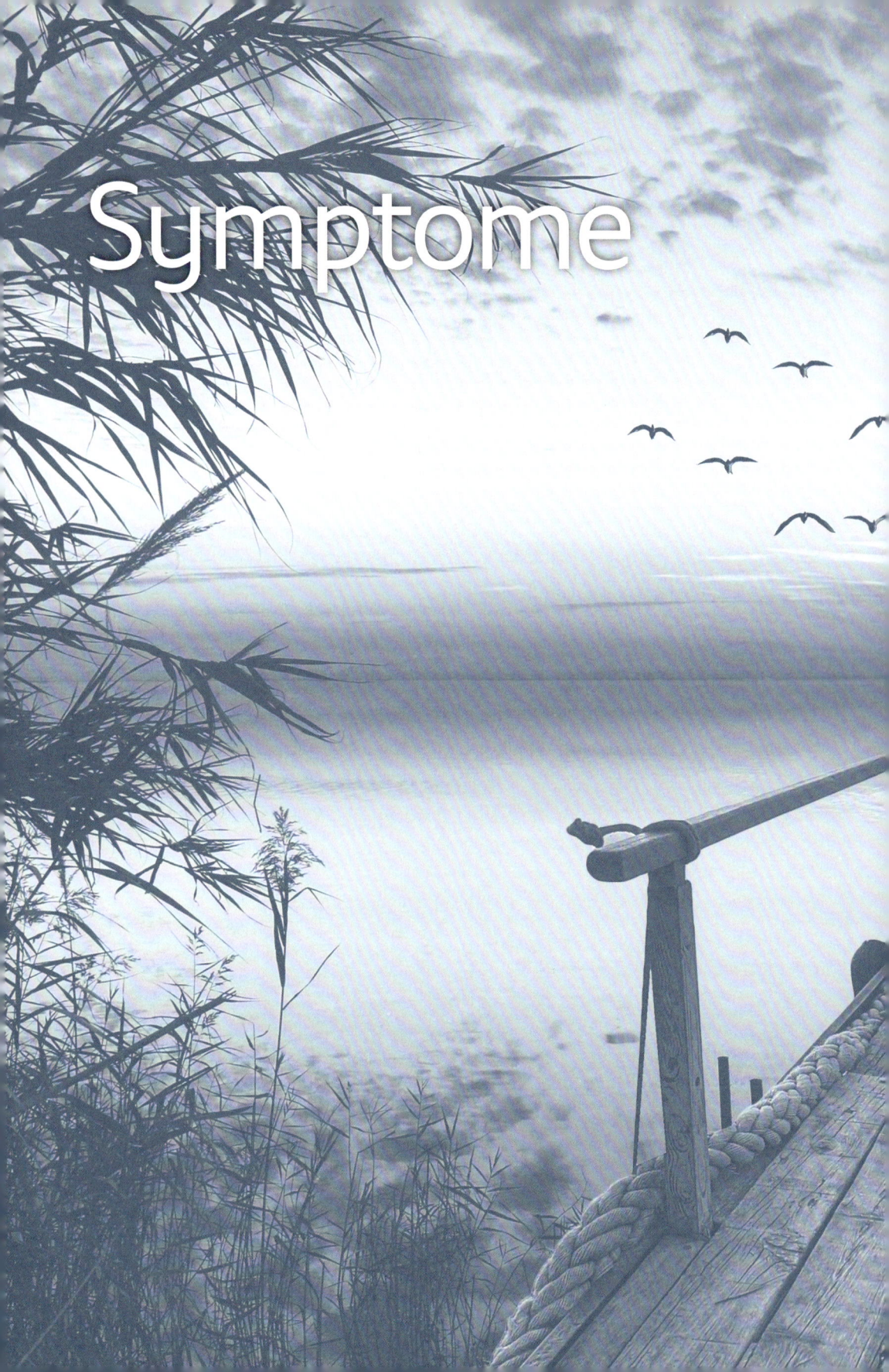

Symptome

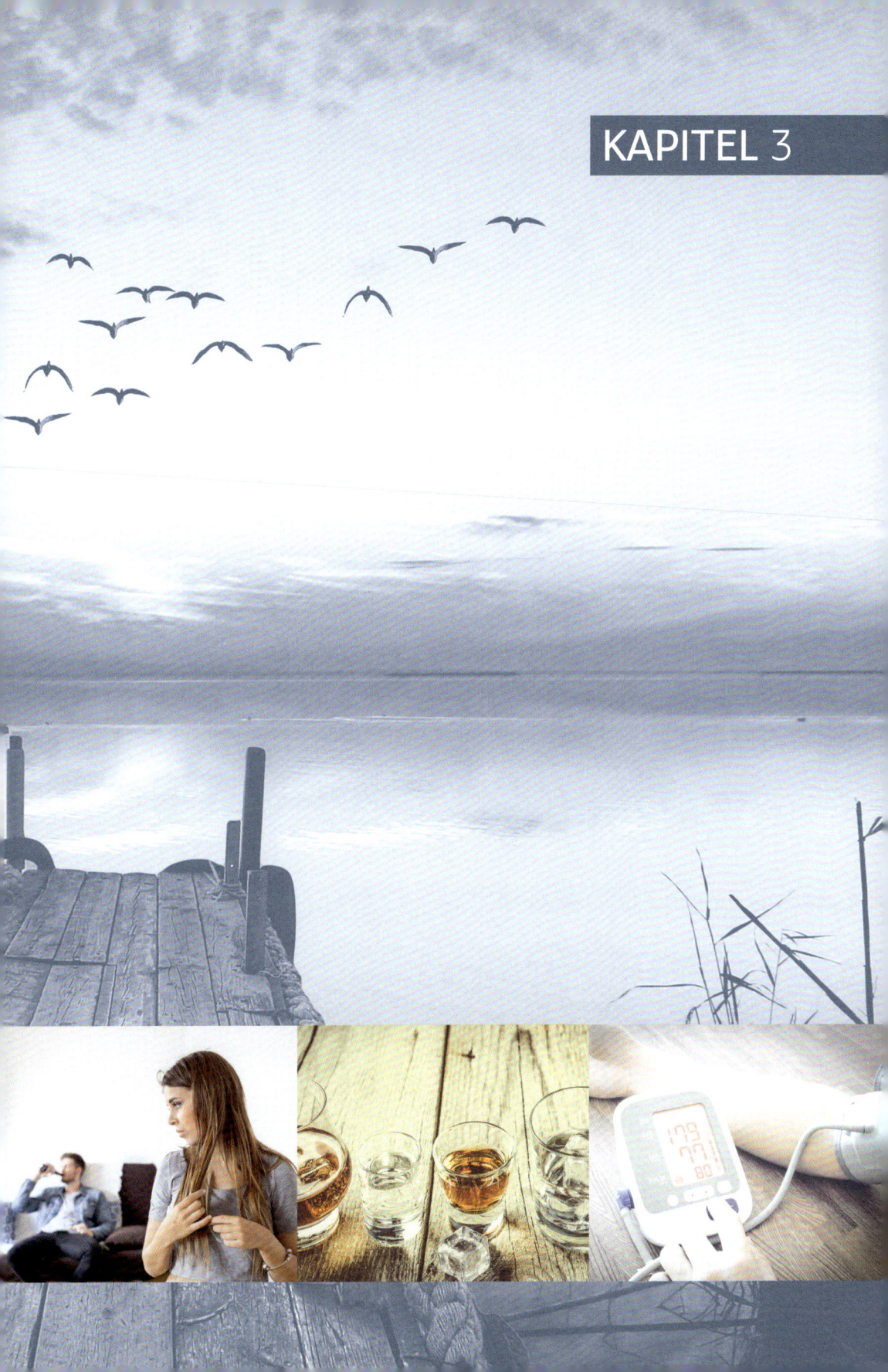

KAPITEL 3

Von erhöhten Leberwerten bis zur Depression

Wie viel ist zu viel?

*Letztes Jahr war ich wieder bei der Gesundenunter-
suchung. Der Arzt sah mich kritisch an, als er mir
den Blutbefund gab. „Ihre Leberwerte sind erhöht.
Kann es sein, dass Sie in letzter Zeit mehr Alkohol
getrunken haben als sonst?"*

*Zugegeben, ich trinke gerne vor dem Abendessen
ein Glas Sekt und regelmäßig zum Essen ein Glas
Wein. Aber ich trinke sicher nicht mehr als andere.
Ist das schon zu viel? – Vielleicht. Jedenfalls war es
mir unangenehm zuzugeben, wie viel ich tatsächlich trinke. Ich antwortete daher: „Höchstens zwei-
mal pro Woche ein Glas Wein."*

*„Nun, die Leber erholt sich schnell, sobald man wie-
der weniger trinkt. Schauen Sie daher, dass Sie in
den nächsten Wochen wenig Alkohol konsumieren,
und achten Sie auf eine gesunde Ernährung. Dann
kommt schon alles wieder in Ordnung." Das war für
mich auf jeden Fall ein Schock und ich verzichtete
danach tatsächlich auf Alkohol.*

*Ein paar Tage später bekam ich eine Gallenkolik
und musste wegen Gallensteinen ins Spital. Dort
erfuhr ich, dass auch Gallensteine die Leberwerte
erhöhen. Und prompt hatten sich die Werte nach
der Entfernung der Gallensteine wieder normali-
siert.*

*Das war zwar beruhigend, aber auch wenn es un-
angenehm war, so bin ich trotzdem froh, dass mich
mein Arzt auf die Leberwerte angesprochen hat.
Das war für mich ein Anlass, ab sofort ganz genau
auf meinen Alkoholkonsum zu achten.*

Larissa, 34

Die Alkoholkrankheit kommt auf leisen Sohlen

Kein Mensch wird als Alkoholiker geboren oder beginnt aus heiterem Himmel, Unmengen an Alkohol zu trinken. Und kein Alkoholabhängiger schafft den Entzug über Nacht. Die Alkoholkrankheit ist also in jeder Hinsicht ein „Langzeitprojekt": Sie kommt meist unbemerkt auf leisen Sohlen, entwickelt sich in der Regel langsam über Jahre und es dauert geraume Zeit, um die Krankheit in den Griff zu bekommen.

Wegen dieser schleichenden Entwicklung übersieht man auch sehr leicht die Grenze zwischen genussvollem, unbedenklichem Alkoholkonsum und problematischem Trinken. Dieses Kapitel soll Ihnen helfen, Ihr Trinkverhalten richtig einzuschätzen und anhand charakteristischer Symptome zu erkennen, wann die Ampel von Grün auf Blinken, dann weiter auf Gelb und schließlich auf Rot schaltet.

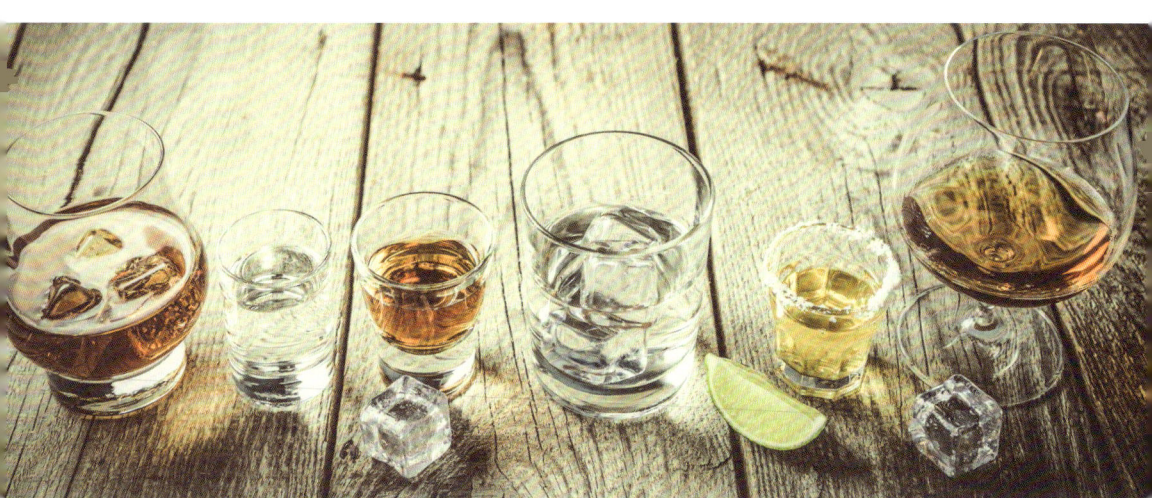

Es ist ein Warnzeichen, wenn der Alkoholkonsum mehr und mehr wird

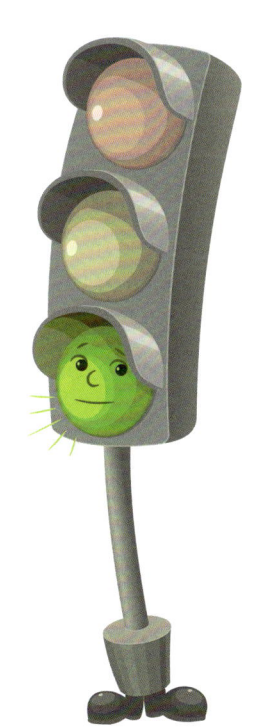

Die Ampel blinkt grün!

Der Wein oder das Bier schmeckt, man fühlt sich wohl und entspannt, wenn man getrunken hat, das Leben erscheint schön und einfach. Warum nicht öfter etwas mehr trinken, um diese angenehmen Effekte noch mehr zu genießen?

→ Warnzeichen: Steigerung der Menge

Vorsicht! Hier beginnt die Ampel bereits zu blinken! Je mehr Alkohol man trinkt, umso stärker ist der Gewöhnungseffekt. Ein, zwei Gläser Wein haben irgendwann nicht mehr die gleiche wohltuende Wirkung wie zuvor. Man braucht allmählich größere Mengen, um den gewünschten Effekt zu erzielen. Mit der Erhöhung der Dosis steigt gleichzeitig die Toleranz für Alkohol im Nervensystem und damit die „Trinkfestigkeit". Das ist aber nichts, worauf man stolz sein könnte! Denn mehr zu vertragen als noch vor ein paar Monaten weist darauf hin, dass sich das Nervensystem auf die regelmäßige Zufuhr großer Alkoholmengen umgestellt hat und das GABA- und das Glutamatsystem im Gehirn langsam aus dem Gleichgewicht geraten (siehe dazu *Seite 41/42)*. Dies ist bereits der erste Schritt in eine gefährliche Richtung!

→ Warnzeichen: Kontrollverlust

Die Notwendigkeit, mehr zu trinken, um sich wohlzufühlen, sowie die Tatsache, dass man mehr verträgt, führen früher oder später zum Kontrollverlust. Man konsumiert größere Mengen Alkohol, als man ursprünglich wollte, mehr, als einem guttut, und man realisiert das oft gar nicht oder erst im Nachhinein. Und da man mittlerweile mehr verträgt und den hohen Promillegehalt im Blut nicht entsprechend spürt, kann es passieren, dass man sich mit 1,5 Promille ins Auto hinters Steuer setzt ...

Auch kann es immer öfter zum „Kater" kommen, der aber vorerst keinen Anlass zur Sorge gibt. Im Gegenteil, im Freundeskreis amüsiert man sich darüber. Mit der Zeit kann aber die Unfähigkeit, beim Trinken maßzuhalten, zu Unstimmigkeiten in der Beziehung oder zu Problemen am Arbeitsplatz führen. In diesem Stadium sind solche Probleme in der Regel noch leicht zu beheben. Denn weder die Beziehung noch die Leistung leidet vorerst ernsthaft unter den Ausschweifungen. Sehr wohl ernst zu nehmen ist jedoch der Kontrollverlust als Warnzeichen!

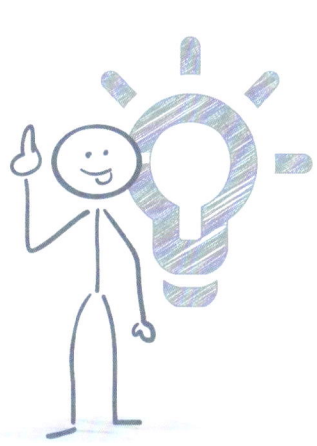

Wissen in Kürze:

„Kater": Der Begriff „Kater" ist auf „Katarrh" zurückzuführen, was im übertragenen Sinn Erkältung, Entzündung der Atemwege bedeutet. Der Zusammenhang zwischen Katarrh und dem Zustand der Alkoholnachwirkung dürfte seinerzeit dadurch entstanden sein, dass Studenten als Entschuldigung für die „Hangover"-Symptome bei ihren Professoren einen Katarrh anführten. Durch eine Verballhornung von Katarrh wurde später „Kater" daraus.

Einen allgemein anerkannten medizinischen Begriff für „Kater" gibt es derzeit nicht, allerdings wird dieser Zustand in der internationalen wissenschaftlichen Literatur zumeist als Alkohol-„Hangover" bezeichnet, dem englischen Wort für die Nachwirkung von übermäßigem Alkoholkonsum. Übelkeit, großer Durst, Schwindel, Kopfschmerzen, Benommenheit, ... Je mehr man getrunken hat, umso unangenehmer sind die „Kater-Symptome".

Für diesen Zustand sind mehrere Ursachen verantwortlich:

→ **Austrocknung:** Nach einem Alkoholgelage ist der Wasserhaushalt im Körper gestört, man ist dehydriert. Deshalb auch das Durstgefühl nach einem durchzechten Abend.

→ **Acetaldehyd:** Dieses giftige Zwischenprodukt im Alkoholstoffwechsel entsteht aus Ethanol und wird normalerweise rasch zu Essigsäure abgebaut. Trinkt man zu viel, so muss mehr Ethanol (Alkohol) umgebaut werden und es entstehen folglich größere Mengen Acetaldehyd, die dann die Kater-Symptome mitverursachen können.

→ **Fuselöle und Methylalkohol** in alkoholischen Getränken fördern zusätzlich die Entwicklung der unangenehmen Symptome. Bei übermäßigem Konsum von Getränken mit hohem Gehalt an Fuselölen treten häufiger Kater-Symptome auf.

→ **Reizung der Magenschleimhaut** durch alkoholische Getränke trägt zusätzlich zu der unangenehmen Kater-Symptomatik bei.

→ Warnzeichen: „Leberwerte"

Leicht erhöhte „Leberwerte", wie sie im Rahmen einer routine-mäßigen Blutuntersuchung festgestellt werden, sind oft der erste Hinweis für Betroffene, dass sie zu viel Alkohol trinken. Viele Menschen mit erhöhtem Alkoholkonsum werden von ih-rem Arzt im Zusammenhang mit erhöhten Transaminasen (sog. „Leberwerte") erstmals darauf angesprochen. Diese La-borwerte – dazu gehören u.a. die Transaminasen GOT, GPT und Gamma-GT – zeigen, ob die Leber durch toxische Einwir-kungen oder infolge einer Infektion in der letzten Zeit belastet war. Obwohl auch andere Faktoren, wie manche Medikamente oder Hepatitis bzw. falsche Ernährung, die Leberwerte erhöhen können, ist in den meisten Fällen doch übermäßiger Alkohol-konsum über eine lange Zeit die Ursache. Werden Leberzellen zerstört, so gelangen Transaminasen ins Blut, wo man sie labortechnisch messen kann. Ein Anstieg der Leberwerte tritt in vielen Fällen relativ spät ein und sollte als ernstes Warn-signal gesehen werden.

In jedem Fall sollte eine Erhöhung der Leberwerte, auch wenn diese durch andere Ursachen erklärbar wäre, Anlass dafür sein, das Trinkverhalten zu überdenken bzw. mit dem Arzt zu sprechen oder sich in einer Suchthilfeeinrichtung beraten zu lassen. Denn neben der Leberschädigung, die bis zum Leber-versagen führen kann, können andere körperliche Folgen einer Alkoholerkrankung bereits im Anmarsch sein. Dazu zählen bei-spielsweise eine Störung des Immunsystems, Bauchspeichel-drüsenentzündungen, Polyneuropathie, Infektionen, erhöhtes Krebsrisiko etc. Näheres dazu lesen Sie im Kapitel „Folgen" ab *Seite 89.*

Die Ampel schaltet auf Gelb!

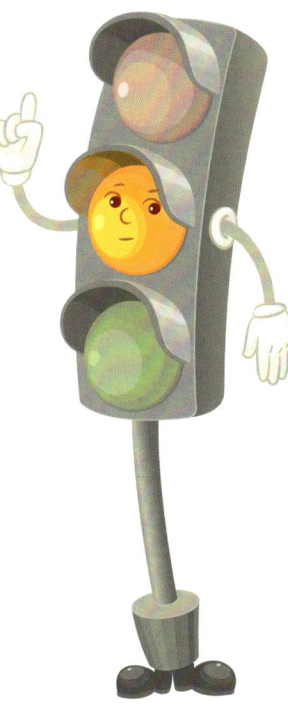

In dieser Phase trinken Sie nicht nur in bedenklichem Ausmaß, sondern der Alkohol wird für Sie immer wichtiger und Sie haben bereits den Weg in die Abhängigkeit beschritten. Das wird meist weniger dem Betroffenen selbst bewusst, sondern mehr seinem Umfeld. Beziehungen und Freundschaften werden vernachlässigt, man geht lieber zur Stammtischrunde als den Abend zu Hause mit dem Partner zu verbringen. Aktivitäten, bei denen kein Alkohol getrunken wird, werden zusehends uninteressanter.

Zum ersten Mal hat man in oft unpassenden Situationen richtig „Lust auf Alkohol". Bestehende Depressionen, Angststörungen oder andere psychische Probleme treten verstärkt zutage. Menschen in dieser Phase können seelisch leicht aus dem Gleichgewicht geraten.

Es treten erste Entzugserscheinungen auf, die aber meist als „Kater" verkannt werden. Man bekämpft den vermeintlichen Kater wie gewohnt mit noch mehr Alkohol und übersieht dabei, dass man nicht den Kater, sondern bereits die Entzugssymptome mit Alkohol behandeln muss.

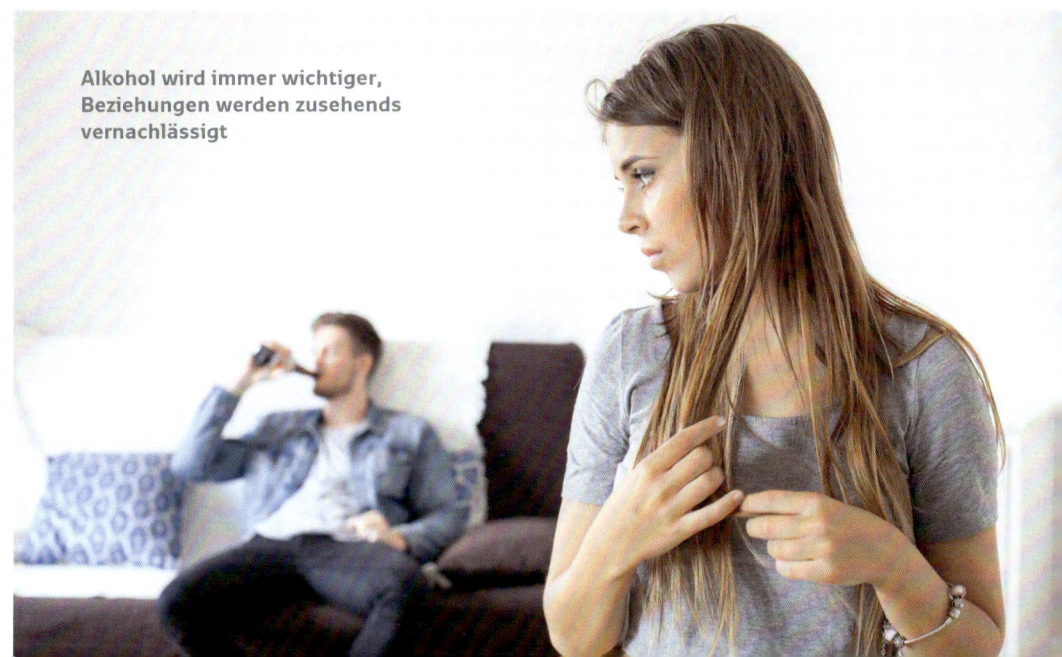

Alkohol wird immer wichtiger, Beziehungen werden zusehends vernachlässigt

Bei ersten Entzugssymptomen die Notbremse ziehen!

Die Entzugssymptome treten dann auf, wenn man zu viel und zu lange getrunken hat.

Wenn die Abhängigkeit in den Anfängen ist, sind die Entzugssymptome leicht. Sie sind zwar unangenehm, aber noch gut auszuhalten. Wer in dieser Situation jedoch nicht die Notbremse zieht und seinen Alkoholkonsum zu kontrollieren beginnt, sondern (in steigender Dosis) weitertrinkt, wird immer stärker unter den Entzugssymptomen leiden (mittelgradiger Entzug). Man meint, die Beschwerden ohne Alkohol nicht aushalten zu können. In diesem Stadium sollte bereits ärztliche Hilfe gesucht werden.

Die nachfolgend angeführten Entzugssymptome müssen nicht alle gleichzeitig auftreten und können mitunter auch auf andere Ursachen zurückgeführt werden.

Entzugssymptome:

→ innere Unruhe

→ Reizbarkeit

→ erhöhte Stressempfindlichkeit

→ (anfangs leichtes, später starkes) Schwitzen

→ (anfangs leichtes, später starkes) Zittern

→ Konzentrationsschwankungen

→ unruhiger Schlaf oder Schlaflosigkeit

→ häufiges Denken an Alkohol

Vorsicht!

Wenn man bei ersten Entzugssymptomen Alkohol trinkt, kommt es zu einer vorübergehenden Linderung der Symptome. Ist dies der Fall, schaltet die Ampel schon sehr bald auf Rot!

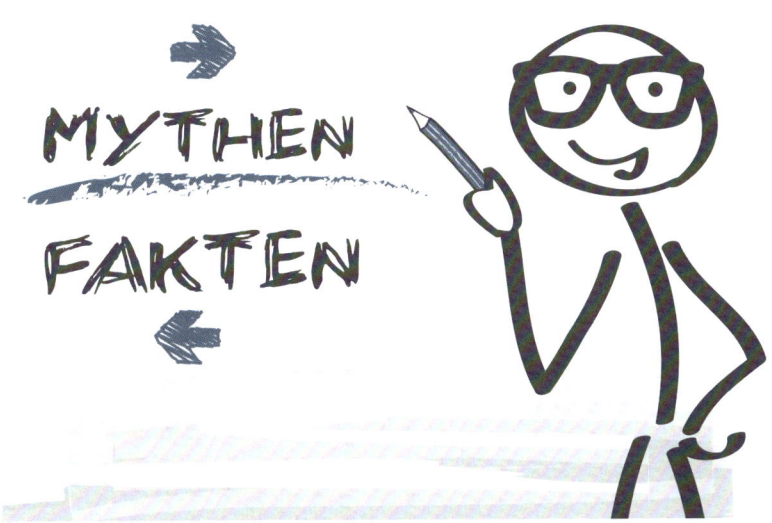

„Ein Reparatur-Seidel hilft gegen den Kater."
Stimmt nicht!

Viele Menschen schwören darauf, dass die Kater-Symptome verschwinden, wenn sie zur „Behandlung" ein Seidel Bier trinken. Es gibt jedoch keine rationalen Gründe dafür, bei einem „Kater" wieder Alkohol zu trinken. Stattdessen sollten Sie lieber ausreichend Wasser und alkoholfreie Getränke, die reichlich Elektrolyte und Zucker enthalten, zu sich nehmen, um den Flüssigkeitshaushalt wieder in Ordnung zu bringen.

Wenn jemand aber tatsächlich Alkohol braucht, um Symptome zu lindern, dann ist es wahrscheinlich nicht mehr der „Kater", sondern bereits der Entzug.

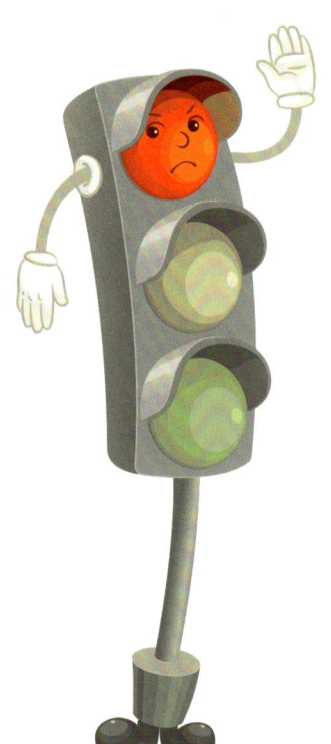

Rote Ampel – Gefahr!

Der Druck, Alkohol zu konsumieren, um die mittlerweile sehr unangenehmen Entzugssymptome zu vermeiden, wird enorm. Man trinkt immer größere Mengen, oft bereits am Vormittag. Die schweren Entzugserscheinungen machen es fast unmöglich, das Trinken zu stoppen oder auch nur einzuschränken. Die Betroffenen sind gezwungen, ihren gesamten Tagesablauf rund um den Alkohol zu organisieren. Was man wann macht, hängt davon ab, ob man genug trinken kann, ohne auffällig zu werden.

Botschaft an die Mitmenschen:

Verurteilen Sie Alkoholkranke nicht! Sie trinken aus den unterschiedlichsten Gründen. Oft ist es schier unmöglich, ohne fachliche Unterstützung das Trinken abzustellen. Raten Sie Betroffenen, Hilfe anzunehmen, denn mit professioneller Unterstützung können die meisten Probleme gut bewältigt werden.

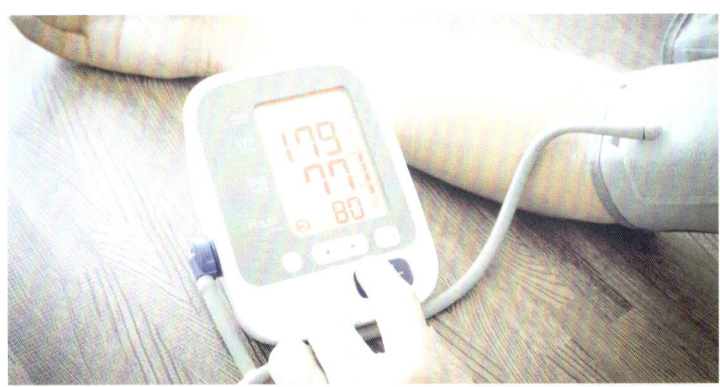

Starker Blutdruckanstieg kann eines der Merkmale sein, die mit einem Entzug einhergehen

Schwere Entzugssymptome

Die bereits genannten Beschwerden werden unerträglich. Hinzu kommen:

→ starke innere Unruhe und Schreckhaftigkeit

→ Zittern, Gangunsicherheit, Schwitzen

→ Ängste

→ erhöhter Puls und Herzklopfen

→ Blutdruckspitzen

Doch Alkoholentzug ruft nicht nur unangenehme Symptome hervor, sondern kann gesundheitsschädigend und sogar lebensgefährlich werden. Dafür gibt es folgende Gründe:

1. Epileptische Anfälle (sog. Entzugsanfälle): Diese können dann auftreten, wenn ein hoher, längere Zeit bestehender, täglicher Alkoholkonsum plötzlich gestoppt oder reduziert wird, und in schweren Fällen sogar dann, wenn man noch Alkohol im Körper hat. Besonders groß ist das Risiko eines epileptischen Anfalls in den ersten ein bis zwei Tagen des Alkoholentzugs. Verantwortlich dafür ist der im Kapitel „Ursachen" beschriebene überaktive Zustand des Glutamatsystems *(Seite 42)*. Da epileptische Entzugsanfälle ohne Vorwarnung auftreten, führen sie oft zu Verletzungen, Unfällen oder – im schlimmsten Fall – sogar zum Tod des Betroffenen.

Der Drang, zu trinken, ist kaum beherrschbar

2. Delirium tremens (Delir = Verwirrtheit, tremens = zitternd): Dies ist die schwerste Form des Alkoholentzugs, die mit starker Verwirrtheit und ausgeprägtem Zittern einhergeht. Sie entwickelt sich meist in den ersten Tagen der Abstinenz und ist durch steigende innere Unruhe, Zittern, Schwitzen, Orientierungs- und Wahrnehmungsschwierigkeiten sowie ausgeprägte Schlafstörungen gekennzeichnet. Das Entgleisen mehrerer Botenstoffsysteme im Gehirn, allen voran des Glutamatsystems, ist die Ursache dieses lebensgefährlichen Zustands. Beim ersten Verdacht auf eine Delir-Symptomatik sollte dringend ein Arzt kontaktiert werden! Schwere Schlafstörungen, Verwirrtheitszustände und Unsicherheit in der Wahrnehmung können sich nämlich rasch verschlechtern und ohne Behandlung lebensgefährlich sein.

Neben solchen schweren Entzugserscheinungen sind Alkoholverlangen („Craving") und die zunehmende Vernachlässigung aller anderen Interessen die kennzeichnenden Symptome der nun voll entwickelten Abhängigkeit.

Craving – was ist das?

Die Bezeichnung „Craving" ist aus dem Englischen entlehnt und steht für ein intensives Verlangen nach einer Substanz. Craving, also Suchtdruck, ist ein wichtiges Symptom der Abhängigkeit und macht es vielen Betroffenen unmöglich, länger abstinent zu bleiben. Die biologischen Grundlagen dieses komplexen Geschehens im Nervensystem sind noch nicht vollständig entschlüsselt und werden weltweit intensiv beforscht. Im Fall von Alkohol ist aber bekannt, dass sowohl das gestörte Gleichgewicht zwischen GABA- und Glutamatsystem als auch die Veränderungen im Belohnungssystem (siehe ab *Seite 43*) eine wichtige Rolle in der Entstehung des krankhaften Alkoholverlangens spielen.

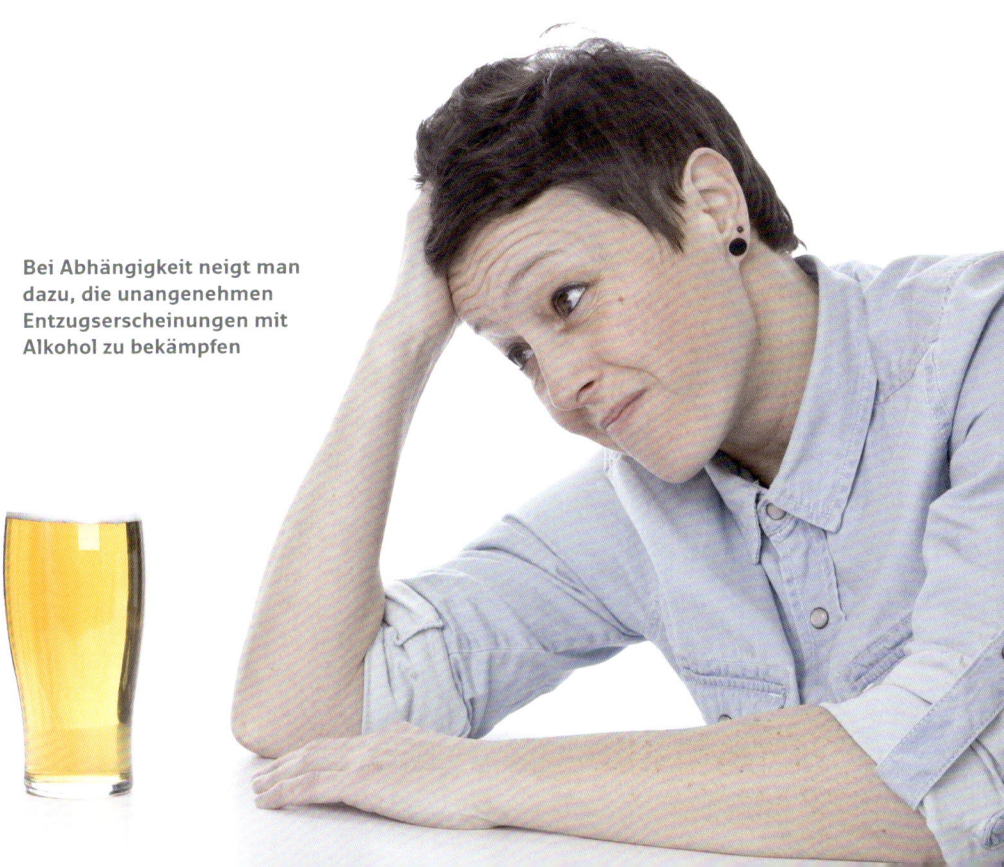

Bei Abhängigkeit neigt man dazu, die unangenehmen Entzugserscheinungen mit Alkohol zu bekämpfen

Man unterscheidet mehrere Arten von Craving. Die zwei wichtigsten davon:

→ **Reward Craving – Verlangen nach Verstärkung**
Typisch dafür ist das „Feierabendbier". Man versucht, mit Alkohol positive Empfindungen auszulösen oder zu verstärken. So belohnt man sich beispielsweise selbst mit einem oder zwei Gläsern Bier, wenn man einen anstrengenden Arbeitstag hinter sich und viel geleistet hat. Dieses Verhalten kann ein Leben lang völlig unproblematisch bleiben, ohne zu einem Symptom für Alkoholabhängigkeit zu werden.
Alkoholkranken hingegen geht es meist darum, das „Belohnungsbier" zu trinken, um sich ohne vorherige Leistung in Stimmung zu bringen. Zudem werden aus ein oder zwei Gläsern „Feierabendbier" letztendlich sehr viele.

Typischer für den fortgeschrittenen Alkoholpatienten ist jedoch die zweite Form des Cravings, das

→ **Relief Craving – Verlangen nach Erleichterung**
Mit der Zeit geht es dem Betroffenen nicht mehr darum, sich mit Alkohol in Stimmung zu bringen, sondern vor dem unangenehmen Zustand des Entzugs zu flüchten. Alkohol muss vermehrt zugeführt werden, um das aus dem Gleichgewicht geratene Nervensystem wieder in Balance zu bringen. Der Alkoholkonsum bringt anfänglich eine vorübergehende Erleichterung.

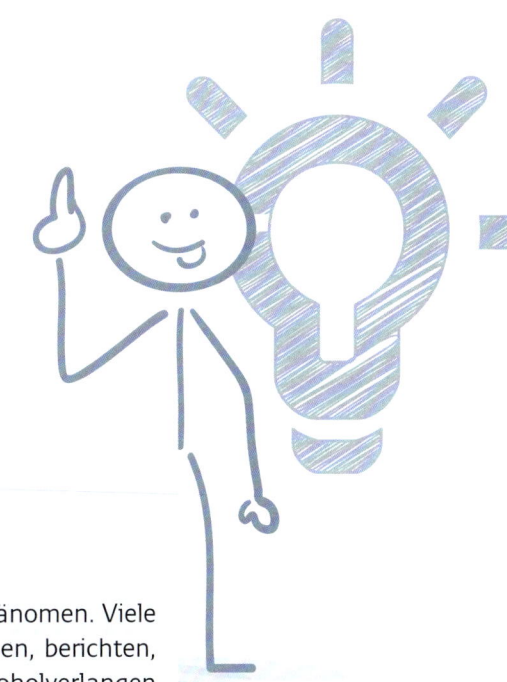

Wissen in Kürze:

Verlangen nach Alkohol

Alkoholverlangen ist ein schwer fassbares Phänomen. Viele Betroffene, die versuchen, abstinent zu bleiben, berichten, dass sie kurz vor einem Rückfall gar kein Alkoholverlangen verspüren. Erst im Nachhinein können sie sich an einige diffuse Gedanken an Alkohol oder an leise Körperwahrnehmungen (innere Anspannung, Unruhe, durstähnlicher Zustand etc.) erinnern, die man als Warnsignale für die bevorstehende Welle des Verlangens interpretieren könnte.

Die Gründe für diese herabgesetzte Wahrnehmung sind komplex und nicht vollständig geklärt. Man weiß aber, dass langjähriger übermäßiger Alkoholkonsum mit der Abnahme der feinen Körperwahrnehmung einhergeht. Alkoholkranke „verlernen" im Laufe der langen Jahre mit Rauschzuständen, die feinen Signale des Körpers zu erkennen und einzuordnen. Auch nach mehreren Monaten der Alkoholabstinenz fällt vielen Betroffenen das Beschreiben von körperlichen Zuständen immer noch schwer.

Dieser Umstand erklärt zum Teil, warum man Craving-Zustände und Alkoholrückfälle subjektiv als „plötzlich aufgetreten" empfindet. Die Wiederherstellung der Fähigkeit, eigene Körpersignale und emotionale Zustände richtig zu erkennen, ist ein wichtiger Bestandteil der Behandlung.

Von Entzugssymptomen und Craving werden vor allem jene Menschen geplagt, die versuchen, ihren Alkoholkonsum einzuschränken bzw. sogar zu stoppen. Viele eigenständige Einschränkungs- und Abstinenzversuche sind daher erfolglos, was meist als persönliche Niederlage empfunden wird. Doch diese „Niederlagen" und die daraus gewonnenen Erkenntnisse sind wichtig! Man darf sie nicht als persönliches Versagen sehen – sie sind vielmehr Teil des Lernprozesses und können den Betroffenen helfen, den Schweregrad des Problems richtig einzuschätzen und die geeigneten Maßnahmen zu treffen. Erst wenn man sie als Ausdruck der Krankheit einordnen kann, wird man auch lernen, damit umzugehen, und eine Behandlung anstreben.

Nur Pflichten, keine Freude ...

Wenn die Alkoholabhängigkeit fortschreitet, wird auch die Fähigkeit, sich über verschiedene Dinge im Leben zu freuen, allmählich beeinträchtigt. Das Belohnungssystem orientiert sich zunehmend am Alkohol sowie an damit verbundenen Erlebnissen und wird unempfindlich für andere positive Reize. Die meisten Menschen in dieser Phase der Erkrankung schaffen es zwar, ihren Pflichten nachzukommen und ihre Funktionsfähigkeit aufrechtzuerhalten, es gelingt ihnen aber immer weniger, Freude daran oder an anderen Aktivitäten zu empfinden, die nicht mit Alkoholkonsum verbunden sind. Das Leben wird farblos, die Pflichten werden immer schwerer.

Weg in die Abhängigkeit

→ **Allmähliche Dosissteigerung:** Es ist nicht nur so, dass man mehr trinkt, sondern man braucht auch mehr, um die Alkoholwirkung zu spüren.

→ **Kontrollverlust über die Trinkmenge:** Immer wieder kommt es dazu, dass man mehr, länger oder zu einem anderen Zeitpunkt trinkt, als man ursprünglich vorhatte.

→ **Entzugssymptome:** Diese steigern sich langsam, dauern von wenigen Stunden bis zu mehreren Tagen und können mit Alkohol leicht „behandelt" werden.

→ **Craving:** Alkoholverlangen kann plötzlich auftreten und einen Versuch, abstinent zu bleiben, zum Scheitern bringen. Dies kann sehr belastend sein.

→ **Vernachlässigung aller anderen Interessen:** Die Aktivitäten des täglichen Lebens werden mehr und mehr vom dringenden Bedarf, den Alkoholkonsum zu sichern, bestimmt – zunehmend auf Kosten vieler wichtiger Lebensbereiche.

Botschaft an Betroffene:

Wenn Sie eines oder mehrere der in diesem Kapitel beschriebenen Merkmale der Alkoholabhängigkeit bei sich vermuten, besprechen Sie dies mit Ihrem Arzt oder in einer Suchtberatungsstelle. Sprechen Sie offen über Ihren Alkoholkonsum. Nur das gibt dem Arzt die Möglichkeit, Ihr Problem rechtzeitig zu erkennen und Ihnen zu helfen. Probleme aufrichtig anzusprechen ist hierbei der richtige Weg.

Symptome während der Entwöhnung – kein Spaziergang

Die Entwöhnungsphase ist die Zeit, in der sich der Körper und insbesondere das Nervensystem auf ein Funktionieren ohne Alkohol umstellen müssen. Das geht nicht von heute auf morgen, sondern dauert mehrere Monate, teilweise sogar Jahre. Die Fähigkeit, ein normales Leben ohne Alkohol führen zu können, muss mühsam erarbeitet werden. Während der ersten Monate der Abstinenz leiden viele Patienten an Symptomen wie erhöhter Stressempfindlichkeit, Reizbarkeit, Müdigkeit, Stimmungsschwankungen, Schlafstörungen und zwischendurch immer wieder an Verlangen nach Alkohol.

Diese Probleme sind zum Teil auf die im Kapitel „Ursachen" beschriebenen Mechanismen der Alkoholabhängigkeit zurückzuführen (siehe *Seite 40)*. So bleibt das Glutamatsystem auch nach dem Entzug noch sehr lange in erhöhter Alarmbereitschaft und verstärkt die ohnehin schon häufigen und unangenehmen Stressreaktionen. Auch das Belohnungssystem ist in den ersten Monaten der Abstinenz noch sehr auf Alkohol ausgerichtet. Das Leben ohne Alkohol ist zwar grundsätzlich einfacher, aber von einer „lustvollen Abstinenz" kann anfänglich noch keine Rede sein. Die Befriedigung durch Aktivitäten, die

*Ein lustvolles Leben ohne Alkohol muss langsam
(wieder) erlernt werden*

nichts mit Alkohol zu tun haben, muss erst langsam (wieder)
erlernt werden. Dagegen sind die Reaktionen auf alkoholbezogene Reize oft noch heftig und verursachen innere Spannun-
gen zwischen der bewussten Entscheidung, alkoholfrei zu
bleiben, und einer verdrängten Sehnsucht nach „Befriedigung"
durch Alkohol. Eine lustvolle Abstinenz erscheint in dieser Zeit
oft unerreichbar.

Darüber hinaus tauchen Probleme wieder auf, die davor im Alkohol „ertränkt" worden sind. Sind diese Probleme gravierend,
so ist dafür eine spezifische Behandlung erforderlich.

Ausführliches über Hilfe und Behandlung in der Entzugs- und
Entwöhnungsphase lesen Sie im Kapitel „Behandlung" ab
Seite 150.

Ihre Fragen – unsere Antworten

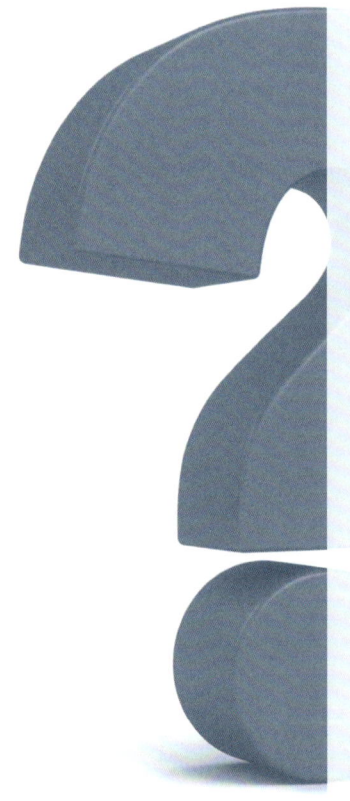

→ *Woran erkenne ich, dass mein Alkoholkonsum zum Problem wird?*

Wenn Sie mehr trinken (müssen) als bisher und beispielsweise ein Glas Wein nicht mehr genügt, um in Stimmung zu kommen. Das bedeutet, dass sich das Nervensystem allmählich umgestellt und an die bisherige Alkoholdosis gewöhnt hat. Man braucht mehr Alkohol, um den gewünschten Effekt zu erreichen. Dies führt in der Folge immer wieder dazu, dass man die konsumierte Menge nicht mehr kontrollieren kann und mehr, häufiger oder zu einem anderen Zeitpunkt getrunken wird als ursprünglich geplant.

In weiterer Folge wird der Alkohol immer wichtiger, andere Interessen und soziale Kontakte werden vernachlässigt. Die Entzugserscheinungen werden mit weiterem Alkoholkonsum bekämpft – der Teufelskreis beginnt sich zu schließen.

→ *Warum geht es mir nach exzessivem Alkoholkonsum so schlecht?*

Beim Abbau von Alkohol erfolgt in einem ersten Schritt die Umwandlung von Ethanol (Alkohol) in das toxische Acetaldehyd, welches in den nachfolgenden Stunden seine toxische Wirkung entfaltet. Zusätzlich kommt es bei übermäßigem Alkoholkonsum unter anderem zur Störung des Wasserhaushalts (Austrocknung), zur Aufnahme von Fuselölen und zu einer Reizung der Magenschleimhaut. Nach dem Abklingen der Alkoholwirkung entstehen unangenehme Symptome, die im Deutschen unter dem Begriff „Kater" zusammengefasst sind.

→ *Was versteht man unter Craving?*

Im Zusammenhang mit Alkoholkrankheit bedeutet Craving ein intensives Verlangen nach Alkohol (Suchtdruck, Trinkdruck). Typisch für fortgeschrittene Alkoholkranke ist das sogenannte „Relief Craving": Man hält es ohne Alkohol nicht aus, sondern muss trinken, um vor den Entzugssymptomen, depressiver Stimmung und anderen Problemen zu flüchten.

→ *Warum haben Alkoholabhängige nur geringes Interesse an alkoholfreien Aktivitäten?*

Das hängt mit der Aktivität des Belohnungssystems im Gehirn zusammen, das sich durch chronische Alkoholzufuhr dahingehend entwickelt, dass eine spürbare „Befriedigung" nur noch durch Alkohol erlangt werden kann. Andere Bereiche des Lebens werden zunehmend weniger attraktiv und spenden weniger Freude.

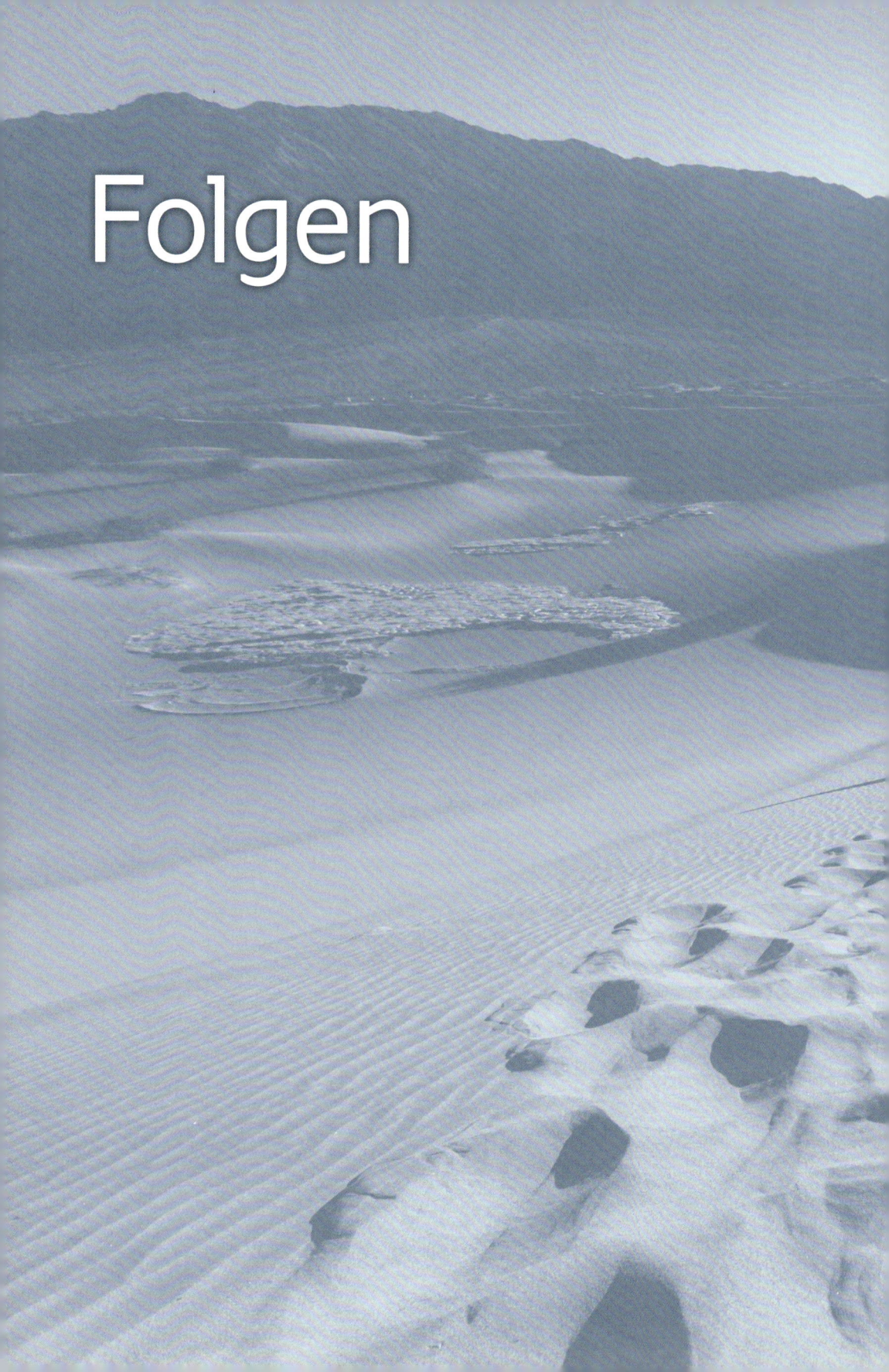

Folgen

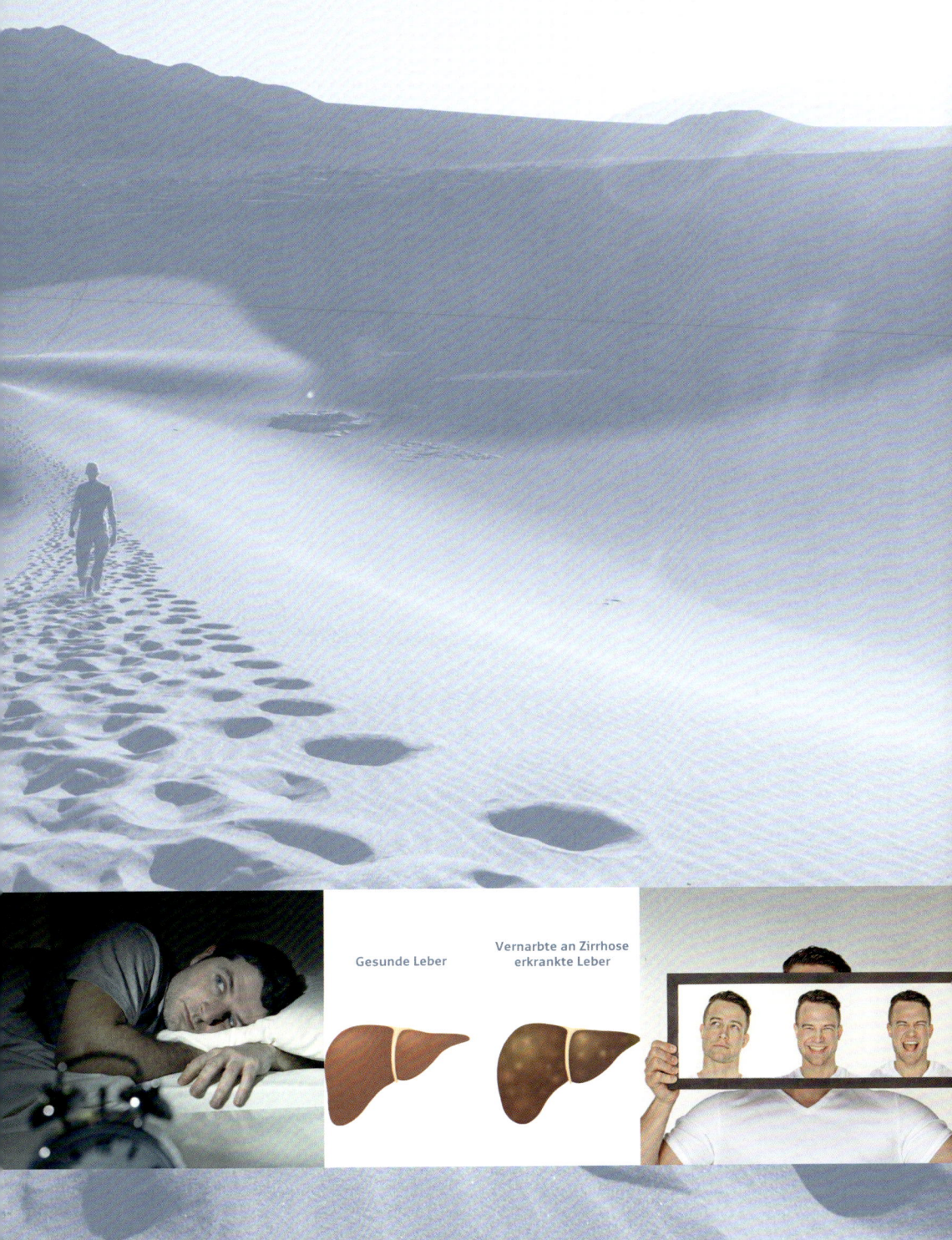

KAPITEL 4

Gesunde Leber

Vernarbte an Zirrhose erkrankte Leber

Von kurzfristigem Kontrollverlust bis zu schweren Erkrankungen

Ich will noch lange leben!

Schon Ende der 1980er-Jahre habe ich ein bisschen viel getrunken. Aber als ich mit meinen Söhnen schwanger wurde, war das für mich ein Grund, mit dem Alkohol aufzuhören. Vor 15 Jahren ging dann meine Ehe in die Brüche. Das war eine echt harte Zeit. Wir haben uns ständig gestritten und ich hatte nur wenige Menschen, die mich unterstützt haben. In dieser Zeit fing ich wieder an, zu trinken.

Ein paar Jahre später wurde bei mir eine Bauchspeicheldrüsenerkrankung festgestellt, die wahrscheinlich bereits mit meinem Alkoholkonsum zusammenhing. Ich durfte in dieser Zeit keinen Alkohol mehr trinken, was gar nicht so einfach war. Und dann kam der nächste Schlag: Ich hatte Brustkrebs.

Durch die Krebserkrankung verlor ich auch noch meinen Arbeitsplatz. Da ich mich all dem nicht gewachsen fühlte, fing ich wieder mit dem Trinken an – so musste ich zumindest nicht über meine hoffnungslose Lage nachdenken.

Vor Kurzem haben mir die Ärzte gesagt, dass die Chemo erfolgreich war. Und da habe ich beschlossen: Wenn der Krebs mich nicht umbringt, soll es der Alkohol auch nicht schaffen! Meine Söhne sind zwar schon groß, aber ich will trotzdem noch lange leben. Demnächst habe ich ein erstes Gespräch in der Suchtberatungsstelle, um mir professionelle Hilfe zu holen.

Gerlinde, 52

Kein Glas Wein geht spurlos an uns vorüber

Die Folgen regelmäßigen Alkoholkonsums sind vielseitig – keine andere Suchtsubstanz weist eine vergleichbare Palette an derart massiven Auswirkungen auf die Gesundheit auf: von kurzfristigen Effekten eines mäßigen Alkoholgenusses über die Veränderungen wichtiger Vorgänge im Gehirn bei übermäßigem Trinken bis hin zu schwerwiegenden körperlichen Erkrankungen, die durch chronische hohe Alkoholzufuhr verursacht werden.

Im Umgang mit Alkohol ist es daher wichtig, auch das „Kleingedruckte" zu lesen. Und über das „Kleingedruckte" wollen wir Sie in diesem Kapitel informieren.

Menschen mit höherem Risiko

Alkohol in Maßen ist für gesunde Erwachsene nicht gefährlich. Es gibt jedoch Menschen, die bereits bei geringem Konsum gesundheitliche Probleme bekommen können.

Stärker gefährdet sind ...

→ **Menschen mit chronischen Erkrankungen,** die durch Alkohol verschlechtert werden können. Dazu zählen z.B. Diabetes und Lebererkrankungen.

→ **Personen, die regelmäßig Medikamente einnehmen,** deren Wirkung durch Alkohol verstärkt oder verringert werden kann. Unbedingt im Beipackzettel nachlesen!

→ **Schwangere.** Alkohol kann schwerwiegende Schäden beim Ungeborenen hervorrufen! Mehr dazu lesen Sie im Kapitel „Vorbeugung" ab *Seite 128.*

→ **Sehr alte Menschen.** Bei ihnen ist altersbedingt der Anteil an Körperwasser reduziert, sodass sie weniger Alkohol „vertragen". Außerdem nimmt diese Personengruppe häufig verschiedene Medikamente, die unter Umständen mit Alkohol interagieren können.

Unmittelbare Auswirkungen von Alkoholgenuss

An Menschen, die nicht an Alkoholkonsum gewöhnt sind, geht meist schon ein einziges Glas Wein oder Sekt nicht spurlos vorüber. Selbst geringe Mengen Alkohol bewirken eine Kaskade von Veränderungen im Gehirn, die sich auf das Verhalten auswirken.

→ Entspannung

Wie bereits im Kapitel „Ursachen" (ab *Seite 39)* ausführlich erklärt, verstärkt Alkohol die Wirkung des Botenstoffes GABA im Gehirn, sodass die Areale in der Hirnrinde, die für die feinfühlige Steuerung unseres Verhaltens verantwortlich sind, etwas gehemmt werden. Diese leichte Dämpfung der Kontrolle hat eine entspannte, lockere Stimmung zur Folge.

→ Stimulation

Durch die Lockerung der Kontrollfunktionen und eine zusätzliche Veränderung der Wahrnehmung (Außenwahrnehmung und Körperwahrnehmung) kann Alkohol in eine euphorische Stimmung versetzen und den Antrieb steigern.

→ Geselligkeit

Alkohol wird häufig als „soziales Schmiermittel" bezeichnet. Wenn man etwas getrunken hat, fällt es einem leichter, ohne Hemmungen auf andere Menschen zuzugehen, mit ihnen zu kommunizieren.

Die andere Seite der Medaille: Selbstwahrnehmung und Wahrnehmung der anderen – vor allem die feine Einschätzung sozialer Signale (Mimik, Gestik, Körperhaltung, Stimmmodulation) – werden durch den Alkohol beeinträchtigt. Da man so gut drauf ist, neigt man dazu, das eine oder andere Warnsignal in der Kommunikation zu übersehen. So steht man vielleicht ein wenig zu nah, redet eine Spur zu laut, lacht ein bisschen zu früh und alles scheint Spaß zu machen. Wenn das vom Gegenüber akzeptiert wird, gibt es auch meistens keine Probleme. Nur weiß man das eben nicht genau, wenn man betrunken ist ...

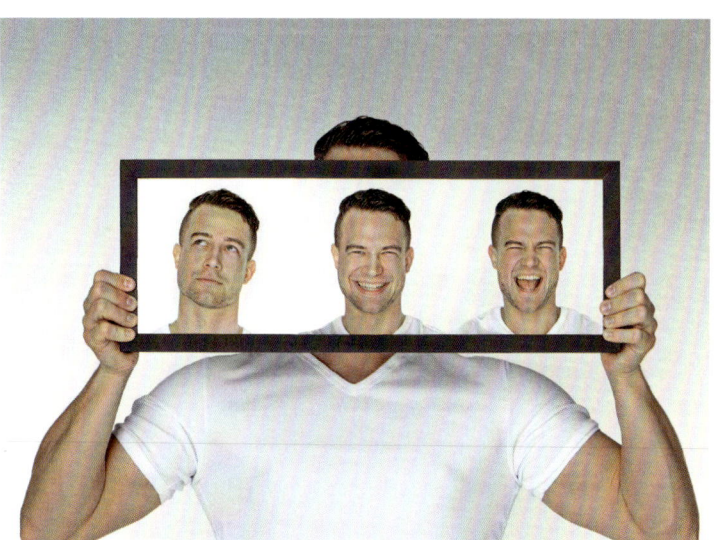

**Aufgrund emotionaler Enthemmung durch den Alkohol werden
Stimmungen übertrieben gezeigt**

→ Emotionale Enthemmung

Da die Kritik- und Kontrollfähigkeit herabgesetzt ist, fällt die
normale Hemmschwelle, Gefühle im Übermaß zu äußern,
weg. Diese emotionale Enthemmung führt dazu, dass Freude
oder Traurigkeit übertrieben gezeigt wird. Aber auch Wut und
manchmal aggressive Impulse sind schwer zu kontrollieren.

→ Einschränkung von Verkehrstüchtigkeit und Handlungsfähigkeit

Dafür sind mehrere durch Alkohol verursachte Prozesse verantwortlich: Veränderung der Wahrnehmung, Konzentrations-
und Aufmerksamkeitsschwankungen, Ungenauigkeit in der
Bewegungskoordination und Nachlassen der Kritikfähigkeit
unter direktem Einfluss von Alkohol.

*Übermäßiger Alkoholkonsum verändert
die Botenstoffe im Gehirn*

Langfristige Auswirkungen von übermäßigem Alkoholkonsum

Wer jahrelang regelmäßig große Mengen Alkohol trinkt (siehe dazu „Harmlosigkeits- und Gefährdungsgrenze"; *Seite 31)*, muss mit teilweise gravierenden Problemen in Bezug auf die psychische und körperliche Gesundheit rechnen.

→ Psychische Probleme und Verhaltensänderungen

Übermäßiger Alkoholkonsum führt zu langfristigen Veränderungen in verschiedenen Botenstoffsystemen im Gehirn. Anfänglich sind diese Veränderungen adaptiv, das heißt, sie erlauben dem Gehirn, sich an die Umstände anzupassen und trotz steigendem Alkoholkonsum seine Funktionen zu erfüllen. Betroffene merken daher vorerst kaum etwas davon und freuen sich oft über ihre eigene „Trinkfestigkeit".

In der Folge entstehen schleichend gravierendere Umstellungen in verschiedenen Funktionskreisen des Gehirns, die zu Depressionen, Wahrnehmungsstörungen, Stressempfindlichkeit und Schwierigkeiten in der Einschätzung feiner sozialer Signale führen. In manchen Fällen können durch Alkohol ausgelöste Halluzinationen und Wahnvorstellungen auftreten. Häufig sind Schlafstörungen, erhöhte Reizbarkeit und Konzentrationsprobleme die ständigen Begleiter des Betroffenen. Diese Symptome können die Grundlage für erhöhte Aggressionsbereitschaft oder Zurückgezogenheit/Verschlossenheit in sozialen Beziehungen sein.

Dazu kommen die eigentlichen Symptome der Abhängigkeit, die es sehr schwer machen, den Konsum herunterzuregulieren (siehe *Seite 80).*

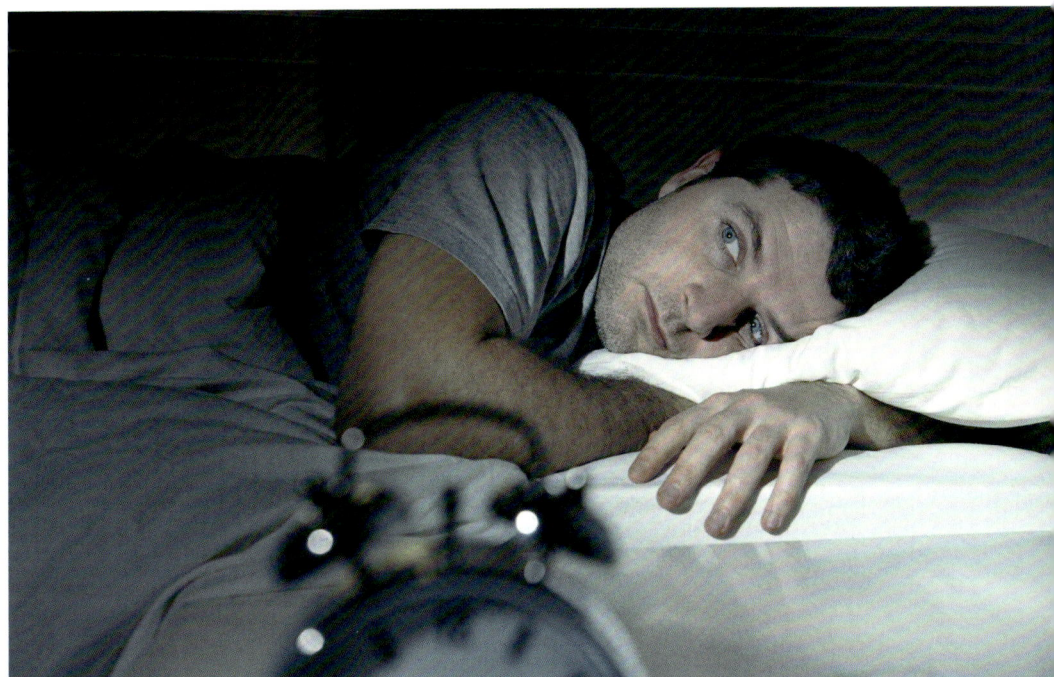

Schlafstörungen sind eine häufige „Nebenwirkung"

→ Körperliche Auswirkungen: Es geht immer um die Menge und die Dauer!

Wie bei den psychischen Folgeerscheinungen geht es auch bei körperlichen Schäden durch Alkohol um die Menge, die getrunken wird. Körperliche Probleme durch Alkohol entstehen nur bei andauerndem übermäßigem Konsum. Hingegen ist die Wahrscheinlichkeit, ein Gesundheitsproblem zu bekommen, nicht erhöht, wenn die täglichen und wöchentlichen Konsumationsgrenzen *(Seite 31)* beachtet werden. Hier spielen dann andere Faktoren wie Ernährung, Stress und Bewegung eine wichtigere Rolle. Ausgenommen sind Kinder, Schwangere (Gefährdung des Ungeborenen), Menschen mit bestimmten Erkrankungen (z.B. Lebererkrankungen) oder Personen, die Medikamente einnehmen, welche nicht mit Alkohol kombiniert werden sollen. Das Gesundheitsrisiko bei diesen Personengruppen ist selbst bei moderatem Alkoholkonsum erhöht.

Stoffwechsel im „Notbetrieb"

Schwachstellen als Zielscheibe
Bei langem übermäßigem Alkoholkonsum werden im Körper allmählich Prozesse ausgelöst, die zur Entstehung verschiedener Erkrankungen führen. Wo die Schäden im Besonderen auftreten, hängt auch von den individuellen gesundheitlichen Schwachstellen des Einzelnen ab. Bei manchen ist das die Leber, bei anderen das Immunsystem. Auch Muskelgewebe, Herz, Knochen, bestimmte Hirnareale oder periphere Nerven können zur Zielscheibe von Alkohol werden.

Gewebeschädigung durch Abbauprodukte

Wenn Alkohol in großen Mengen jahrelang im Körper verarbeitet werden muss, läuft der Stoffwechsel mit der Zeit im „Notbetrieb", weil der normale Abbauweg überlastet ist. Es werden daher im Inneren der Zellen Stoffwechselkreise zur Verarbeitung zugeschaltet, die als Nebenprodukt aber ebenfalls toxische Moleküle ausscheiden, mit denen der Körper zusätzlich fertigwerden muss. Das gelingt nicht zur Gänze. Je mehr Alkohol täglich konsumiert wird und je länger der übermäßige Konsum anhält, desto gravierender ist die gewebeschädigende Wirkung dieser giftigen Abbauprodukte. Davon kann praktisch jedes Gewebe betroffen sein. Häufig sind dies Neuronen im Gehirn sowie periphere Nerven, Herzmuskel, Bauchspeicheldrüse, Lebergewebe, Muskelgewebe und Knochen.

„Fettleber" und Leberzirrhose

Der große Teil des Alkoholabbaus findet in der Leber statt. Bei übermäßigem Alkoholkonsum schaffen es die Leberzellen nicht, den durch Alkohol belasteten Stoffwechsel aufrechtzuerhalten, und es kommt zu Fettablagerungen im Lebergewebe. Es entsteht die „alkoholische Fettleber". Bei rechtzeitiger

Gesunde Leber

An Zirrhose erkrankte Leber mit Vernarbungen

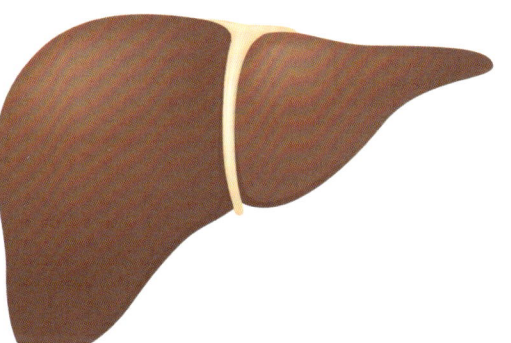

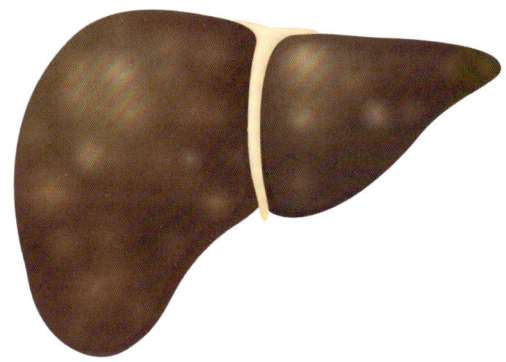

Mäßigung des Alkoholkonsums oder Alkoholabstinenz kann sich die Verfettung der Leber ohne bleibenden Schaden zurückbilden. Bleibt der übermäßige Alkoholkonsum jedoch aufrecht oder steigt er sogar, kommt es oft zu Entzündungen (Fettleberhepatitis) und zum Umbau der Lebergewebe: zur Leberfibrose – der vermehrten Bildung von Bindegewebe – und schließlich zur Leberzirrhose, der progressiven Vernarbung der Leber mit nachfolgenden Störungen der Leberfunktion.

Darm und Immunsystem

Ein anderer gesundheitsschädigender Effekt von übermäßigem Alkoholkonsum wirkt sich im Darm aus. Die Durchlässigkeit des Darms wird durch Alkohol gestört, es gelangen mehr und häufiger bakterielle toxische Stoffe in die Blutbahn und bringen das Immunsystem aus dem Gleichgewicht. Außerdem kann Alkohol in großen Mengen die Zusammensetzung der Bakterien im Darm stören und das Immunsystem auf anderen komplexen Wegen ungünstig beeinflussen. Das führt dazu, dass bei chronisch erhöhtem Alkoholkonsum häufig Krankheiten entstehen, die eine Dysfunktion des Immunsystems als Grundlage haben – Psoriasis, Infektionen, chronische Entzündungen. Wahrscheinlich spielt diese Tatsache – wenn auch nicht allein – eine Rolle als Risikofaktor für Krebserkrankungen bei Alkoholpatienten.

Alkohol reizt die Schleimhäute

Wenn hohe Mengen Alkohol und damit auch schädigende Zusatzstoffe in Alkoholgetränken (Fuselöle, Acetaldehyd) konsumiert werden, wird die Schleimhaut einer direkten Einwirkung
ausgesetzt – sie wird gereizt. Die Folgen können Entzündungen der Speiseröhre, im Magen- und Darmbereich, aber auch
entzündliche Veränderungen von Leber und Galle sein. Übermäßiger Konsum hochprozentiger Alkoholgetränke führt oft
auch zur Entzündung der Bauchspeicheldrüse. Zusammen mit
häufigem Rauchen und einer gleichzeitigen Störung des Immunsystems wird diese chronische Einwirkung auf die
Schleimhäute als hoher Risikofaktor für Tumoren im HNO-Bereich gesehen.

→ Stoffwechselerkrankungen

In großen Mengen konsumiert, stört Alkohol den normalen
Fettstoffwechsel. Gleichzeitig nimmt man mit alkoholischen
Getränken auch zusätzliche Kalorien auf. Ein Gramm Reinalkohol enthält ca. 7 kcal, was dem Kaloriengehalt von einem
Gramm Butter entspricht. Wer zum Beispiel 50 g Alkohol
konsumiert, muss mit etwa 350 Extra-Kalorien rechnen.

Bei steigenden Mengen belastet Alkohol den Stoffwechsel erheblich. Dieser Umstand führt neben anderen Faktoren dazu,
dass Menschen, die übermäßig trinken, häufiger an Stoffwechselerkrankungen wie Diabetes, Hypertonie (Bluthochdruck),
Hyperlipidämie (erhöhte Blutfette) und deren Folgen leiden.

Polyneuropathie: Störung der Nervenfasern

Auch periphere Nervenfasern sind den giftigen Abbauprodukten bei andauernder erhöhter Alkoholzufuhr ausgesetzt. Dies sowie chronischer Vitaminmangel und vermehrte Entzündungsbotenstoffe schädigen mit der Zeit die Nervenfasern, die ihre Funktion in der Folge nicht mehr ausreichend erfüllen können. Die Betroffenen erkranken an alkoholischer Polyneuropathie, die zumeist mit Missempfindungen an Beinen und Füßen einhergeht. Schmerz-, Berührungs- und/oder Temperaturempfinden sind gestört, es können Schwierigkeiten beim Gehen auftreten. Die Patienten leiden häufig an Brennen und Kribbeln der Füße, vornehmlich nachts. Auch bei dieser Erkrankung kann eine rechtzeitige Einschränkung des Alkoholkonsums oder Abstinenz, kombiniert mit einer spezifischen Behandlung, nach einigen Monaten zur vollständigen Heilung führen.

Vorsicht, Vitaminmangel!

Wenn hohe Mengen Alkohol regelmäßig ab- und umgebaut werden müssen, entsteht zwangsläufig ein chronischer Vitaminmangel. Die Ursachen dafür sind:

→ *Erhöhter Bedarf.* Alkoholkranke brauchen vermehrt Vitamine, vor allem Vitamin B1 (Thiamin), aber auch B6 und B12.

→ *Gestörte Aufnahme aus der Nahrung.* Durch die alkoholbedingte Veränderung der Schleimhaut können Menschen mit hohem Alkoholkonsum wesentlich weniger Vitamin B1 aufnehmen als Gesunde.

→ *Schlechte Ernährung.* Darüber hinaus ernähren sich viele Alkoholpatienten schlecht und unausgewogen.

Vitaminmangel kann zu Anämie und einer Störung der Nervenfunktion führen. Besonders gravierend kann sich ein Mangel an Vitamin B1 auswirken. Dieses Vitamin ist für die Versorgung der Zellen mit Energie unabdingbar. Schwankungen in

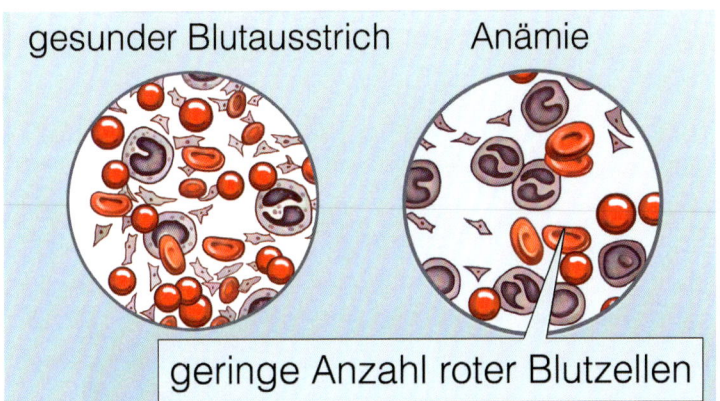

gesunder Blutausstrich   Anämie

geringe Anzahl roter Blutzellen

**Blutarmut kann eine Folge
von Vitamin-B-Mangel sein**

der Versorgung der Nervenzellen mit Vitamin B1 führen zur
Schädigung von Nervenzellen. Die Folge kann eine schwere
Funktionsstörung des Nervensystems namens Wernicke-Enzephalopathie sein, die letztlich eine spezifische Form der Demenz, das Korsakow-Syndrom, verursacht. Erste Anzeichen
einer Wernicke-Enzephalopathie sind gestörte Augenbewe-
gungen, Verwirrtheit und Gangstörungen. Diese Symptome
eines Vitamin-B1-Mangels müssen umgehend zu einer ärztli-
chen Behandlung mit hohen Vitamingaben führen!
Generell ist bei Menschen, die viel Alkohol trinken, eine Vita-
minzufuhr in jeder Krankheitsphase notwendig.

Unbehandelter Alkoholentzug schädigt die Nervenzellen

Wer von Alkohol abhängig ist und einen Entzug anstrebt, sollte dies nie ohne ärztliche Behandlung und medikamentöse Begleitung machen! Ein unbehandelter Alkoholentzug kann bereits in mittlerer Ausprägung ein gesundheitliches Risiko darstellen. Durch plötzliches Abstellen von hohem regelmäßigem Alkoholkonsum kommt es in vielen Fällen zu schädigenden Einflüssen auf verschiedene Systeme im Gehirn, was zur Entstehung zahlreicher Symptome und Komplikationen (wie epileptische Anfälle und Delir), aber auch zur direkten Störung der Nervenzellen führen kann. Diese Störungen können mit spezifischer medikamentöser Behandlung erfolgreich abgefangen werden. Näheres über die Entzugstherapie lesen Sie im Kapitel „Behandlung" ab *Seite 150.*

Die Grenzen sind wichtig!

Wer allzu locker mit seinem Alkoholkonsum umgeht und glaubt, ein Vierterl über der Gefährdungsgrenze mache ohnehin keinen Unterschied, der irrt fatal! Denn die Gefahr gesundheitlicher Schäden steigt nicht linear mit dem Konsum, sondern potenziert sich.

Wenn man die Harmlosigkeitsgrenze überschreitet und den Alkoholkonsum erhöht, steigt die Risikokurve zunächst langsam an. Überquert man dann auch die Gefährdungsgrenze, schnellt die Risikokurve mit jeder zusätzlichen Flasche Bier oder jedem weiteren Viertel Wein rasant in die Höhe. Trinkt man beispielsweise ein bis zwei Viertel Wein am Tag, so macht es für das gesundheitliche Risiko vorerst wenig Unterschied,

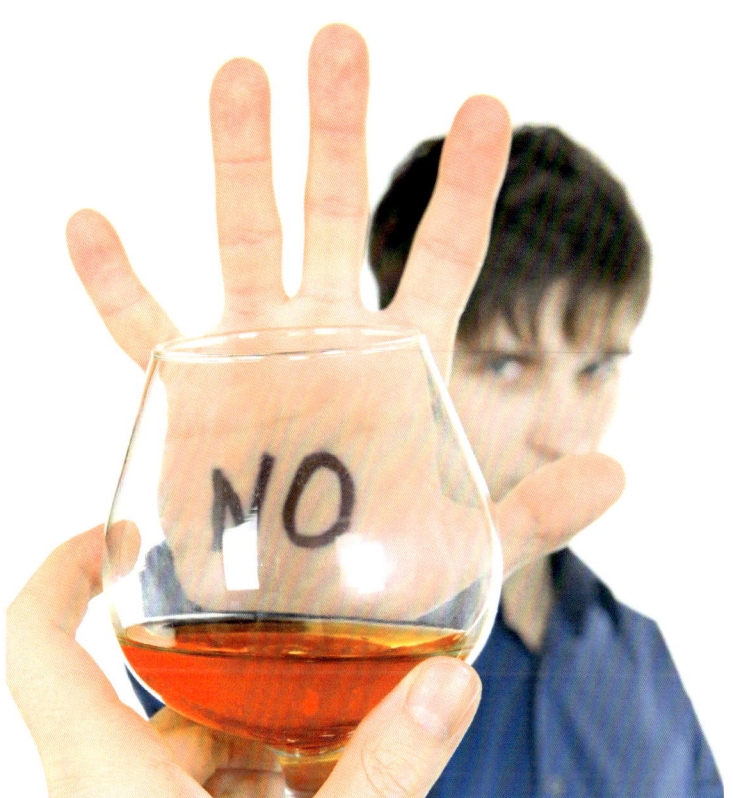

ob es tatsächlich ein oder doch zwei pro Tag sind. Wenn man aber täglich drei bis vier Viertel konsumiert, dann muss man davon ausgehen, dass das vierte Viertel gesundheitlich deutlich schwerer ins Gewicht fällt als das dritte. Und das fünfte und das sechste stellen eine noch größere Gefahr dar.

Warum ist das der Fall? Je mehr Alkohol in den Körper gelangt, umso mehr Schäden entstehen im Zuge des Stoffwechsels. Der Körper verfügt zwar über Ausgleichsmechanismen, aber diese sind bei zu großen Mengen überfordert. Daher sind die körpereigenen Schutzmaßnahmen unzureichend – der Stoffwechsel gerät aus dem Gleichgewicht.

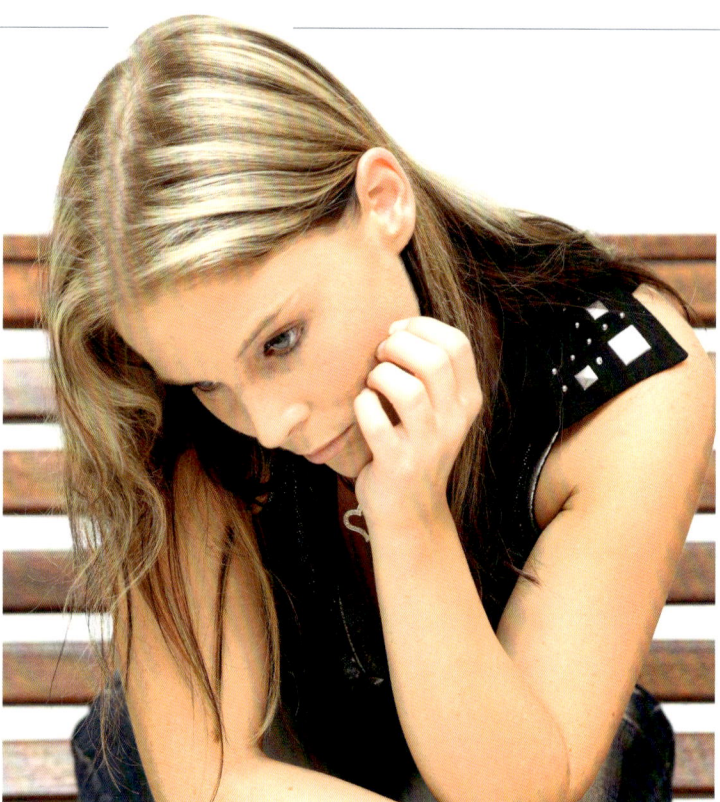

Depressionen und Suizidgefahr stehen auf vielfältige Weise mit hohem Alkoholkonsum in Zusammenhang

Depression und Suizidgefahr – Folge und Symptom

Depression und Suizidgefahr können einerseits als Folge langjährigen hohen Alkoholkonsums auftreten, sind gleichzeitig aber oft auch als Symptom einer Alkoholkrankheit zu werten. Exzessiver Alkoholkonsum, Depression und Suizidgefahr sind nämlich auf verschiedene Weise miteinander verbunden:

1. Die toxische (giftige) Wirkung von Alkohol beeinflusst die Kritikfähigkeit und die Impulskontrolle. Bei wiederholtem übermäßigem Konsum können diese wichtigen Fähigkeiten sogar im nüchternen Zustand beeinträchtigt sein. Das kann einerseits die Gewaltbereitschaft steigern und andererseits zu selbstzerstörerischen Impulsen oder Handlungen (Suizid) führen.

2. Chronischer exzessiver Alkoholkonsum erhöht die Wahrscheinlichkeit einer Depression. Störungen der wichtigen Botenstoffe Serotonin und Dopamin, die mit Depression in Zusammenhang stehen, sind oft der Grund für eine depressive Grundstimmung bei alkoholkranken Personen.

3. Menschen, die mit einer Alkoholkrankheit kämpfen, erleben im Laufe der Jahre viele Rückschläge, Enttäuschungen, aber auch Kränkungen. Soziale Isolation, Aussichtslosigkeit und Resignation begünstigen die Entstehung depressiver Zustände und erhöhen die Suizidgefahr.

Kann Alkohol auch die Gesundheit schützen?

Es heißt immer wieder, Alkohol habe auch eine gesundheitsfördernde Wirkung, zum Beispiel schütze er vor Herzinfarkt. Was ist dran an diesen Aussagen?

Es gibt eine Reihe von Studien, die zeigen, dass Menschen, die in kleinen Mengen Alkohol konsumieren, etwas gesünder sind als jene, die überhaupt keinen Alkohol zu sich nehmen. Auf den durchschnittlichen Alkoholkonsumenten ist dies jedoch nicht anzuwenden. Einerseits bezieht man sich in diesen Studien auf Mengen, die deutlich unter der Gefährdungsgrenze liegen. Andererseits wurde in keiner Studie eindeutig belegt, dass es tatsächlich der in kleinen Mengen konsumierte Alkohol ist, der gesundheitsfördernd wirkt.

Ein verantwortungsvoller Umgang mit Alkohol darf nicht dämonisiert werden und zweifellos gehören alkoholische Getränke zu unserer Kultur. Umgekehrt sollte man aber Alkohol selbst in harmlosen Mengen keinesfalls als gesundheitsfördernd empfehlen! Es gibt bessere gesundheitsfördernde Faktoren: Bewegung, Ernährung, Erholung im richtigen Maße.

Ihre Fragen – unsere Antworten

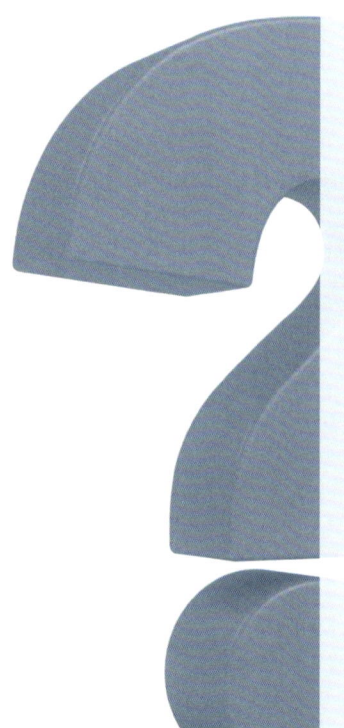

→ *Warum sind Menschen mit einem Alkoholproblem anfälliger für Depressionen und andere psychische Störungen?*
Übermäßiger Alkoholkonsum über lange Zeit führt schleichend zu Veränderungen in verschiedenen Botenstoffsystemen im Gehirn, welche die Neigung zu depressiven Reaktionen steigern. Außerdem können Wahrnehmungsstörungen, Konzentrationsprobleme und manchmal sogar Wahnvorstellungen auftreten. Erschwerend kommt es oft aufgrund des Alkoholkonsums zu Problemen in den Beziehungen mit anderen Menschen, zu sozialer Isolation, Enttäuschungen und Kränkungen. Die Kombination dieser biologischen, psychischen und sozialen Faktoren begünstigt die Entstehung von psychischen Störungen.

→ *Spielt ein zusätzliches Viertel Wein eine Rolle für die Gesundheitsgefährdung?*
Durchaus! Hat man die Gefährdungsgrenze überschritten, schnellt die Risikokurve mit jedem Glas Alkohol schneller in die Höhe. Das vierte Viertel fällt gesundheitlich schwerer ins Gewicht als das dritte ... Und umgekehrt: Wenn man auf ein oder zwei überflüssige Viertel am Abend regelmäßig verzichtet, befreit man sich von einem großen Teil der Belastung.

→ *Hat Alkohol auch einen positiven Effekt auf die Gesundheit?*
Es gibt zwar epidemiologische Studien, die zeigen, dass Menschen, die regelmäßig ein wenig Alkohol – deutlich unter der Gefährdungsgrenze! – trinken, statistisch gesünder sind als die Gruppe derer, die komplett alkoholabstinent leben. Die Gründe dafür sind komplex und nicht vollständig geklärt. Es lassen sich daraus auch keine eindeutigen Beweise dafür ableiten, dass Alkohol in geringen Mengen tatsächlich gesundheitsfördernd wäre. Fest steht jedenfalls, dass Personen, die beim Trinken die Harmlosigkeitsgrenze überschreiten, ein erhöhtes Risiko für verschiedene Erkrankungen haben – bis hin zu Krebs und Demenz.

→ *Stimmt es, dass Alkoholkranke an Vitaminmangel leiden?*
Ja. Vor allem fehlt ihnen Vitamin B. Einerseits haben Betroffene einen höheren Bedarf an diesem Vitamin, andererseits kann es über die durch Alkohol veränderte Schleimhaut nur ungenügend aufgenommen und in der ohnehin schon überlasteten Leber schlecht gespeichert werden. Dazu kommt, dass sich viele Menschen mit einem Alkoholproblem nicht ausgewogen ernähren. Bei bestehendem erhöhtem Alkoholkonsum ist der Vitaminmangel auch nicht leicht zu beheben, kann aber bei ungünstigen Bedingungen schwere Funktionsstörungen und Erkrankungen verursachen.

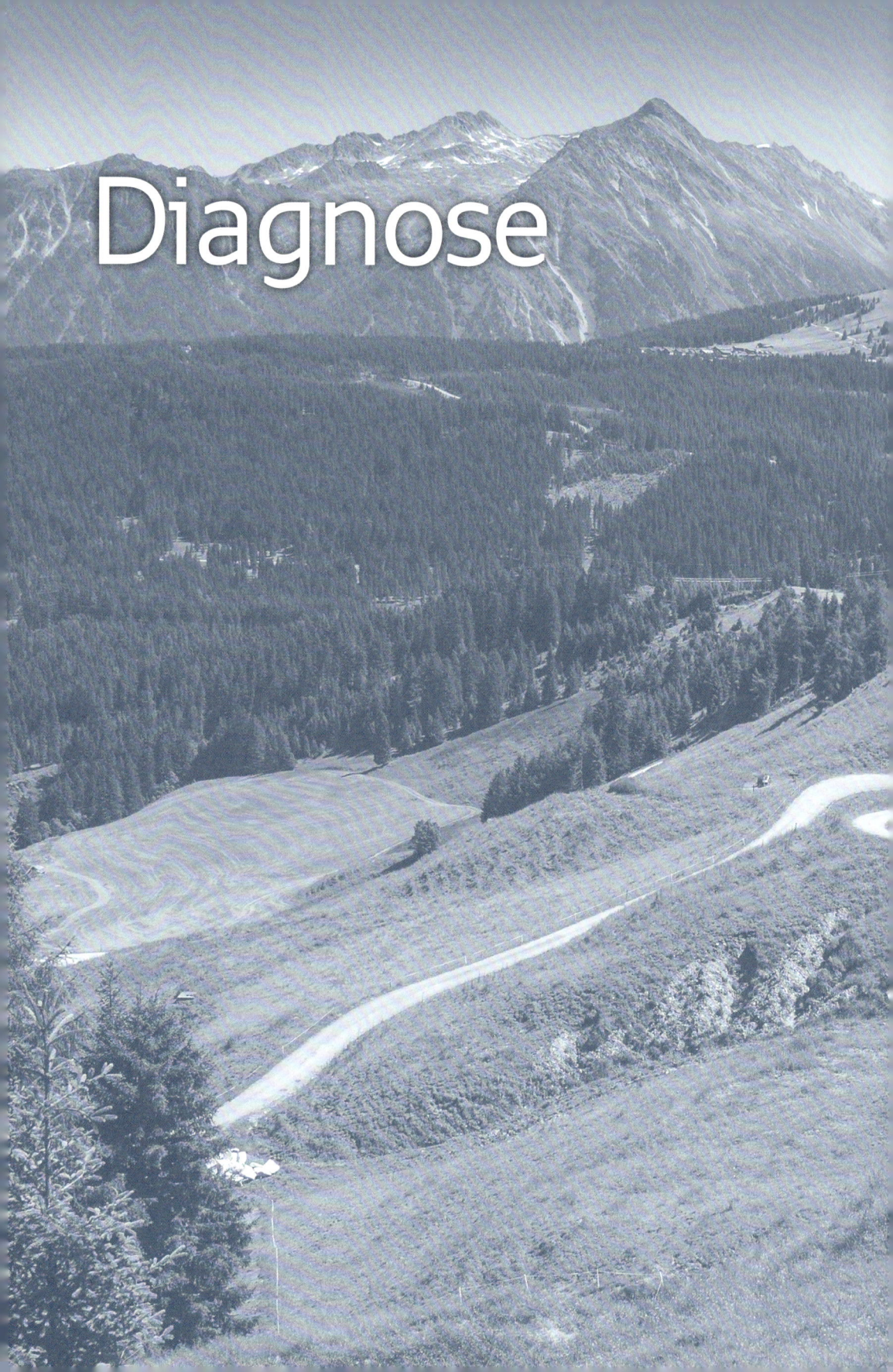

Diagnose

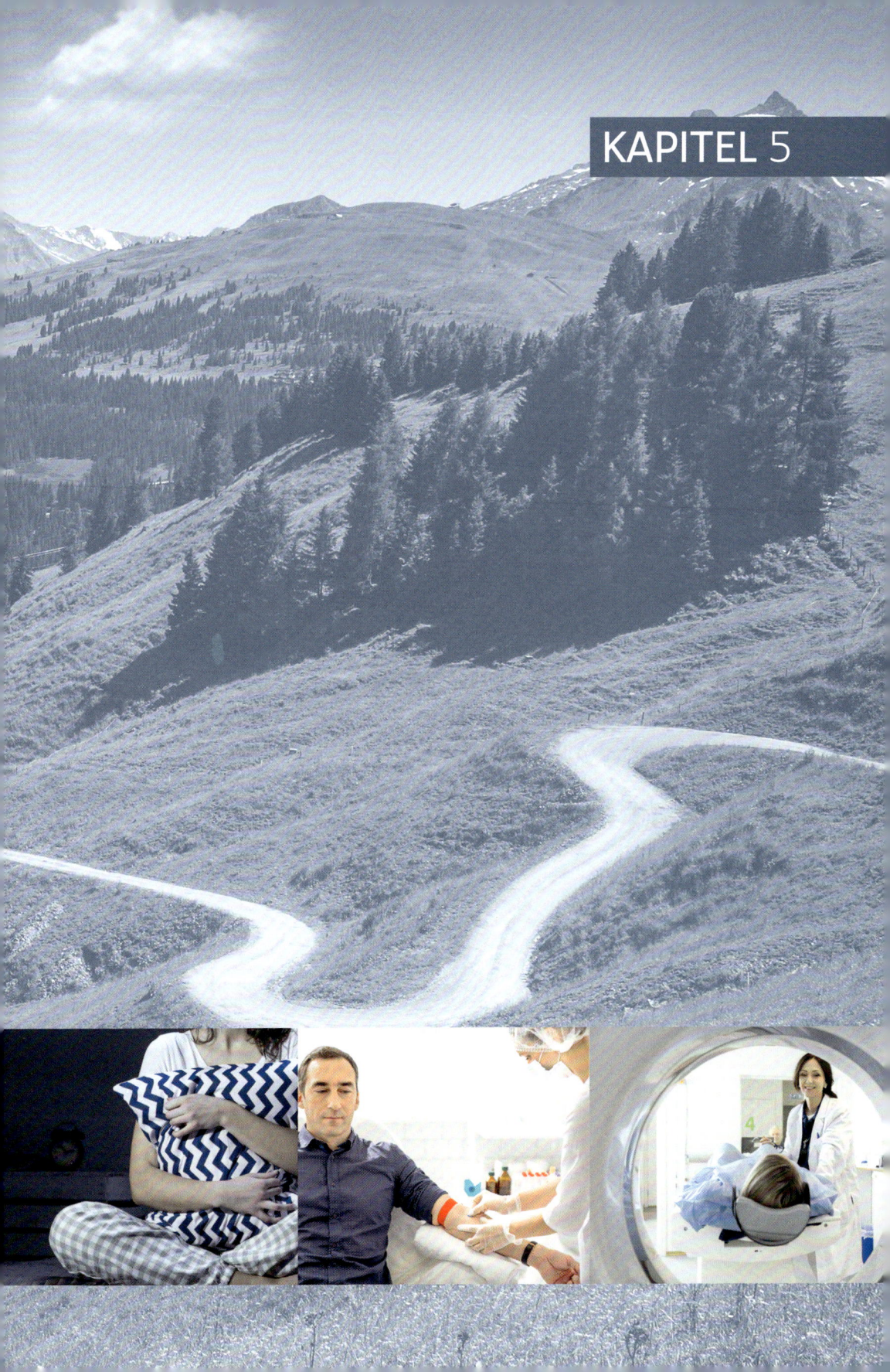

KAPITEL 5

Offenheit statt Scham

Fünf Jahre lang war Alkohol kein Thema

Ja, so ist es – nach fünf Jahren Abstinenz sitze ich wieder meiner Ärztin gegenüber.

Dabei ging es mir lange Zeit ganz gut. Im ersten Jahr habe ich zwar immer wieder an Alkohol gedacht, aber das wurde weniger und weniger und irgendwann war es kein Thema mehr. Ich war überzeugt, dass ich es überwunden hatte. Wie gesagt, es ging fünf Jahre gut.

Doch dann kamen diese Probleme am Arbeitsplatz: Viel Stress, der neue Chef war ziemlich unfreundlich, irgendwie konnten wir nicht miteinander. Das hat mich enorm belastet, ich bekam Schlafstörungen, lag nachts oft stundenlang wach. Am nächsten Tag war ich dann natürlich unausgeschlafen, daher bei der Arbeit unkonzentriert, habe Fehler gemacht, war oft gereizt und frustriert. Dadurch wurde das Arbeitsklima klarerweise auch nicht besser, meine Schlafstörungen wurden noch schlimmer und so geriet ich in einen richtigen Teufelskreis.

In dieser Situation tauchte immer wieder der Gedanke auf, dass mich ein oder zwei Bier schnell beruhigen könnten. Obwohl ich wusste, dass Alkohol keine Lösung ist, konnte ich dann letztendlich doch nicht widerstehen.

Nur ist es leider nicht bei einem oder zwei Bier geblieben – nach ein paar Wochen war ich wieder komplett drinnen ...

Daher sitze ich jetzt also wieder bei meiner Ärztin, um mir neuerlich helfen zu lassen. Erst hatte ich ein wenig Sorge, wie ich ihr gegenübertreten sollte, und geschämt habe ich mich auch. Das war aber gar nicht nötig. Sie war sehr verständnisvoll und hat mir erklärt, dass Rückfälle normal sind und vorkommen können. Wichtig sei nur, nicht aufzugeben. Jetzt überlegen wir gemeinsam, wie ich mit der Situation am Arbeitsplatz und mit dem Alkohol zurechtkommen kann.

Wolfgang, 52

Jeder Alkoholkranke durchläuft mehrere Phasen

Die Diagnose einer Alkoholkrankheit ist für Ärzte oft nicht einfach. Zum einen kann die Problematik in verschiedenen Formen auftreten – vom auffälligen Verhalten über Entzugssymptome und Craving (siehe *Seite 75)* bis hin zu körperlichen Schäden. Zum anderen durchläuft jeder Alkoholabhängige mehrere Phasen der Erkrankung, sodass man differenzieren muss, in welcher Phase sich der Betroffene gerade befindet und in welcher Ausprägung die Krankheit vorliegt. In manchen Phasen trinken Patienten normal, dann wieder im Übermaß, oft reduzieren sie den Alkoholkonsum oder sie sind abstinent, manchmal gibt es einen Rückfall.

Zudem machen häufig begleitende psychische Erkrankungen wie Depressionen, Angststörungen, Belastungsstörungen oder Persönlichkeitsstörungen das Bild noch komplexer. Das rechtzeitige Erkennen dieser Erkrankungen und deren Zusammenhang mit der Alkoholproblematik ist für die umfassende Diagnostik und Behandlungsplanung von großer Bedeutung.

Da exzessiver Alkoholkonsum zahlreiche körperliche Probleme verursachen kann, sind neben der Anamnese weitere Diagnosemaßnahmen – Untersuchung der Blutwerte, neurologische oder gastroenterologische Untersuchung sowie bei speziellem Bedarf bildgebende Verfahren (z.B. Computertomografie oder Ultraschall der Leber) – sinnvoll.

Die Anamnese:
Was muss ich erzählen?

Die Wahrheit! Nur dann kann Ihnen geholfen werden. Nicht selten verschweigen Patienten aber ihren wahren Alkoholkonsum und erschweren damit eine exakte Diagnose deutlich, nach der sich eine geeignete Therapie richten muss. In vielen Fällen ist erst dann eine zuverlässige Diagnose möglich, wenn die tatsächlich konsumierten Alkoholmengen der letzten Wochen und Monate bekannt sind.

Wie viel? Wie oft? Wie lange?

Wenn ein Arztbesuch geplant ist, ist es daher sinnvoll, sich zu merken oder zu notieren, wie viel und wie häufig man tatsächlich trinkt und seit wann. Wichtig ist darüber hinaus, ob es ernste psychische oder soziale Probleme vor Beginn des problematischen Trinkens gegeben hat, die bei der Entwicklung des Alkoholproblems eine Rolle gespielt haben könnten. Dies sollte dem Arzt offen mitgeteilt werden. Auch eine genaue Beschreibung des psychischen und körperlichen Zustands an Tagen ohne Alkoholkonsum kann wichtige Informationen liefern.

Um dem Arzt in dieser Hinsicht exakte Informationen geben zu können, ist ein Trinktagebuch sehr hilfreich. Hier sei noch einmal betont, dass Offenheit gegenüber dem Arzt die Voraussetzung für eine exakte Diagnosestellung ist.

So normal es ist, Alkohol zu trinken, so normal ist es auch, dass man davon krank werden kann. Ihr Arzt hat sicher Verständnis dafür. Er will Sie nicht verurteilen, sondern Ihnen helfen, wieder gesund zu werden. Je mehr er weiß, desto besser kann er helfen und Maßnahmen entsprechend anpassen.

Sprechen Sie ein mögliches Problem bereits dann an, wenn Sie sich erstmals Gedanken darüber machen. Je früher Maßnahmen gesetzt werden, desto besser kann Ihnen geholfen werden.

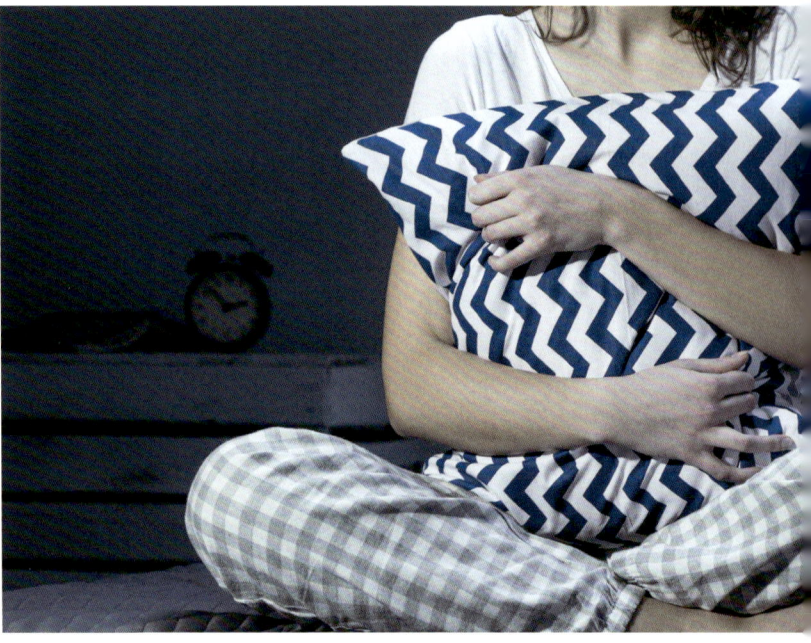

Begleiterscheinungen, wie z.B. Depressionen, Angst, Zittern, innere Unruhe, Schlafstörungen und Reizbarkeit, müssen daher unbedingt angesprochen werden. Nur so weiß der Arzt, ob ein plötzlicher Abbruch des Alkoholkonsums gefährliche Entzugssymptome auslösen kann und ob diese Symptome so ausgeprägt sind, dass der Einsatz von Medikamenten notwendig ist.

Erfahrene Ärzte verstehen sehr gut, dass es für Betroffene alles andere als einfach ist, dieses Thema an- und auszusprechen. Daher werden sie sich auch bemühen, behutsam vorzugehen und Fragen vorsichtig oder gar indirekt zu formulieren. Wenn ein Arzt merkt, dass der Betroffene noch nicht bereit ist, darüber zu sprechen, wird er ihm Zeit geben, sich damit auseinanderzusetzen, und das Thema nicht weiter vertiefen.

Die Entscheidung, das Problem anzusprechen, liegt letztlich auch beim Patienten. Das Gespräch mit dem Arzt ist wie ein

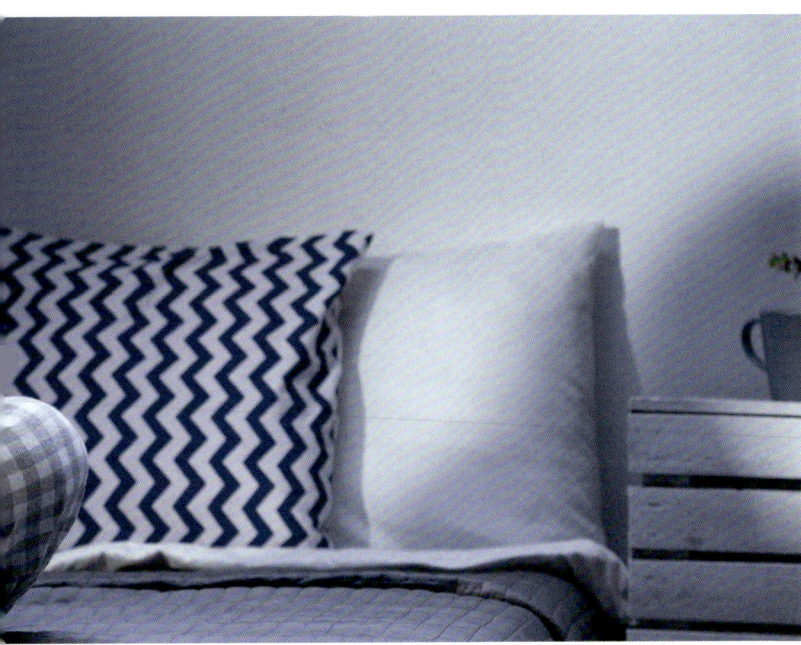

**Schlafstörungen können eine Begleiterscheinung
von übermäßigem Alkoholkonsum sein**

geschützter Raum: Ärzte unterliegen der absoluten Schweige-
pflicht und sind dazu da, ihren Patienten zu helfen. Scham
oder Angst vor Demütigung muss man also bei der Thematik
Alkoholmissbrauch nicht haben!

Ernährung – ebenfalls ein Thema!

Der Arzt sollte auch über die Ernährung und den Lebensstil des
Patienten Bescheid wissen. Denn Personen mit erhöhtem Alkoholkonsum leiden häufig an Vitaminmangel (siehe *Seite
98)*, da Alkohol den Stoffwechsel mancher Vitamine verändert.
Ein Vitaminmangel kann zu neurologischen Störungen führen
und sollte daher umgehend behandelt werden.

Selbsttest:
Habe ich ein Alkoholproblem?

Im Auftrag der WHO (World Health Organization) wurde ein Selbsttest entwickelt, der eine orientierende Einschätzung der eigenen Trinkgewohnheiten und der eventuellen Probleme rundherum erlaubt. Beantworten Sie jede Frage ehrlich und addieren Sie Ihre erzielten Punkte.

Es ist natürlich klar, dass ein solcher Selbsttest die Diagnose eines in Suchtfragen erfahrenen Arztes nicht ersetzen kann und dass aufgrund des Ergebnisses kein eindeutiges Urteil möglich ist. Wenn Sie aber auf eine Gesamtpunktezahl kommen, die höher als 8 ist, dann sollten Sie über Ihren Alkoholkonsum nachdenken. Gegebenenfalls empfiehlt sich ein Besuch bei Ihrem Arzt oder einer Alkoholberatungsstelle.

Punkte	0	1	2	3	4
1. Wie oft nehmen Sie alkoholische Getränke zu sich?	nie	1x im Monat oder seltener	2–4x im Monat	2–3x pro Woche	4x oder öfter pro Woche
2. Wenn Sie Alkohol trinken, wie viele Gläser trinken Sie dann üblicherweise an einem Tag? (1 Glas Alkohol entspricht 1 Seidel Bier oder Most oder 1/8 Wein/Sekt oder 1 einfachen Schnaps/2 cl.)	1–2	3–4	5–6	7–9	10 oder mehr
3. Wie oft trinken Sie 6 oder mehr Gläser Alkohol bei einer Gelegenheit, z.B. beim Abendessen, auf einer Party usw.? (1 Glas Alkohol entspricht 1 Seidel Bier oder Most oder 1/8 Wein/Sekt oder 1 einfachen Schnaps/2 cl.)	nie	seltener als 1x pro Monat	1x pro Monat	1x pro Woche	täglich oder fast täglich

Punkte	0	1	2	3	4
4. Wie oft haben Sie im Verlauf der letzten 12 Monate festgestellt, dass Sie mit dem Trinken nicht mehr aufhören können, wenn Sie einmal damit angefangen haben?	nie	seltener als 1x pro Monat	1x pro Monat	1x pro Woche	täglich oder fast täglich
5. Wie oft hat Sie im Verlauf der letzten 12 Monate Ihr Alkoholkonsum daran gehindert, das zu tun, was von Ihnen erwartet wurde?	nie	seltener als 1x pro Monat	1x pro Monat	1x pro Woche	täglich oder fast täglich
6. Wie häufig haben Sie im Verlauf der letzten 12 Monate am Morgen ein erstes Glas Alkohol getrunken, um in Gang zu kommen, nachdem Sie am Vortag viel getrunken hatten?	nie	seltener als 1x pro Monat	1x pro Monat	1x pro Woche	täglich oder fast täglich
7. Wie oft hatten Sie in den letzten 12 Monaten Schuld- oder Reuegefühle, nachdem Sie getrunken hatten?	nie	seltener als 1x pro Monat	1x pro Monat	1x pro Woche	täglich oder fast täglich
8. Wie oft war es Ihnen in den letzten 12 Monaten unmöglich, sich an das zu erinnern, was am Vorabend geschehen ist, weil Sie getrunken hatten?	nie	seltener als 1x pro Monat	1x pro Monat	1x pro Woche	täglich oder fast täglich
9. Sind Sie oder jemand anderer schon einmal verletzt worden, weil Sie getrunken hatten?	nein		ja, aber nicht in den letzten 12 Monaten		ja, in den letzten 12 Monaten
10. Hat sich ein Angehöriger, ein Freund, ein Arzt oder eine andere Person aus dem Gesundheitsbereich schon einmal besorgt über Ihren Alkoholkonsum geäußert oder vorgeschlagen, dass Sie den Konsum einschränken sollten?	nein		ja, aber nicht in den letzten 12 Monaten		ja, in den letzten 12 Monaten

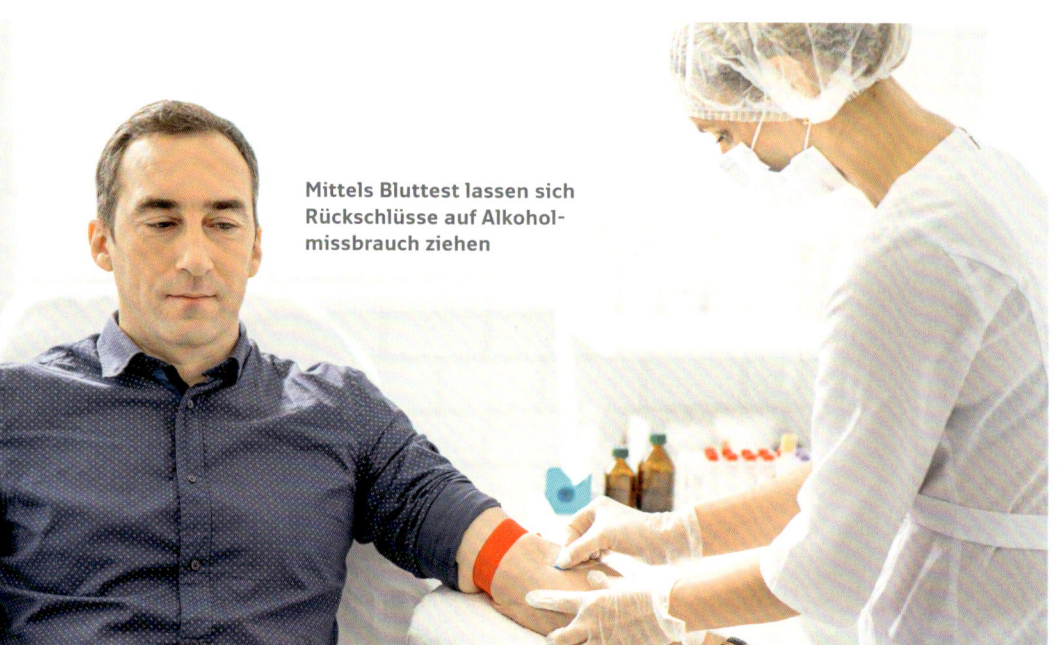

Mittels Bluttest lassen sich Rückschlüsse auf Alkoholmissbrauch ziehen

Körperliche Untersuchungen

Da körperliche Schäden erst nach einer gewissen Zeit übermäßigen Alkoholkonsums auftreten, steht an erster Stelle der Diagnostik die eingangs erwähnte Befragung des Patienten (Anamnese). Trotzdem ist es wichtig, zusätzlich körperliche Untersuchungen vornehmen zu lassen, um Schäden an Organen und Organsystemen (siehe *Seite 94)* zu erkennen.

Hinweise aus dem Blut

Die wichtigste diagnostische Maßnahme in diesem Zusammenhang ist der Laborbefund. Denn anhand verschiedener Parameter aus der Blutuntersuchung lassen sich einerseits Rückschlüsse auf Alkoholmissbrauch, andererseits auf bereits entstandene körperliche Beeinträchtigungen ziehen.

→ **Leberwerte**

Die Leber ist jenes Organ, das durch über lange Zeit erhöhten Alkoholmissbrauch am meisten belastet wird. Da sie jedoch ein sehr widerstandsfähiges Organ ist, treten Leberschäden in der Regel erst relativ spät auf. Doch nach und nach werden Leberzellen durch zu viel Alkohol geschädigt. In der Folge werden bestimmte Enzyme, die Stoffwechselfunktionen der Leber unterstützen, vermehrt freigesetzt, was sich bei einer Blutuntersuchung durch erhöhte Werte dieser Enzyme zeigt.

Die aussagekräftigsten Hinweise auf eine alkoholbezogene Leberschädigung liefern die sogenannten Transferasen – GOT, GPT und Gamma-Glutamyl-Transferase (Gamma-GT oder GGT).

Doch die Leber ist nicht nur widerstandsfähig, sondern verfügt auch über eine gute Regenerationsfähigkeit. Liegt noch keine nachhaltige Leberschädigung vor, sinken bei Alkoholabstinenz die Transferasen innerhalb von etwa drei Monaten wieder auf den Normalwert.

In schweren Fällen kann die wiederholte toxische Einwirkung von Alkohol jedoch dazu führen, dass die Regenerationsfähigkeit der Leber erschöpft ist; sie erholt sich nicht mehr vollständig, es entstehen Entzündungen und Vernarbungen im Lebergewebe. Dies kann in weiterer Folge zu einer Leberzirrhose führen.

Es ist allerdings auch möglich, dass ein erhöhter Leberwert andere Ursachen hat, denen man nachgehen muss. Deshalb ist es auch aus diesem Grund wichtig, dem Arzt die Wahrheit über das Trinkverhalten zu sagen, damit er gegebenenfalls andere Erkrankungen als Ursache aufspüren kann.

→ **Erythrozyten**

Die roten Blutkörperchen, die für den Sauerstofftransport zuständig sind, können infolge des Alkoholmissbrauchs ihre Form verändern, was ihre Funktion beeinträchtigt.

→ **Direkter Nachweis**

Dort, wo eine zuverlässige Beobachtung des Alkoholkonsumverhaltens notwendig ist – z.B. im Rahmen von Begutachtungen –, kann mittels spezieller Laborparameter der direkte Nachweis eines Alkoholkonsums erbracht werden. Zu diesem Zweck kann z.B. CDT (Carbohydrat-defizientes Transferrin) bestimmt werden. Dieser Parameter steigt, wenn innerhalb der letzten Wochen täglich Alkohol in erhöhten Mengen getrunken wurde. Andere Laborwerte, wie Ethylglucuronid (EtG) im Harn, können zeigen, ob in den letzten Tagen Alkohol in nennenswerten Mengen konsumiert wurde.

Alkohol – auch „Nervensache"

Lang anhaltender und schwerer Alkoholmissbrauch kann auch neurologische Beeinträchtigungen nach sich ziehen (z.B. Polyneuropathie = Missempfindungen in Fingern, Beinen etc.). Eine neurologische Untersuchung kann Aufschluss darüber geben, ob bereits eine Schädigung des Nervensystems vorliegt. In vielen Fällen sind diese Schäden bei Abstinenz reversibel. Manchmal ist eine neuropsychologische Testung notwendig, um eine durch übermäßigen Alkoholkonsum eventuell verursachte Beeinträchtigung von Reaktionsvermögen, Gedächtnis und der Fähigkeit, komplexe Aufgaben zu bewältigen, festzustellen oder auszuschließen.

Bildgebende Verfahren

Computertomografie und Magnetfeldresonanz (Kernspintomografie) sind Untersuchungsmethoden, die bei Bedarf veranlasst werden, um bestimmte Erkrankungen festzustellen bzw. auszuschließen.

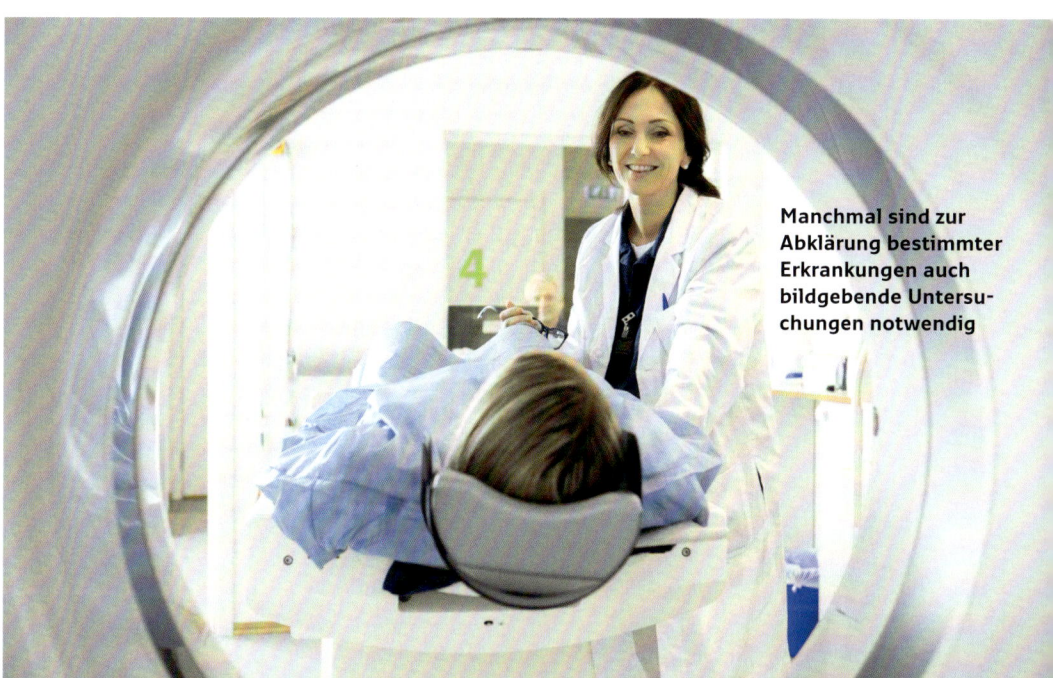

Manchmal sind zur Abklärung bestimmter Erkrankungen auch bildgebende Untersuchungen notwendig

Ihre Fragen – unsere Antworten

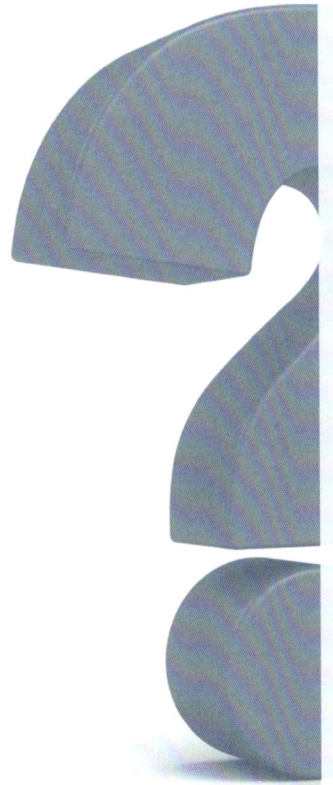

→ *Was benötigt ein Arzt oder Suchtspezialist, um ein mögliches Alkoholproblem festzustellen bzw. auszuschließen?*
Die Wahrheit! Nur genaue Angaben über den tatsächlichen Alkoholkonsum und die begleitenden Symptome ermöglichen eine exakte Diagnose, nach der sich die adäquate Behandlung richtet. Nur mithilfe umfassender Informationen kann der Arzt wissen, ob gewisse Behandlungsmaßnahmen für den Patienten gefährlich, ungeeignet oder aussichtsreich sind. Ziel ist immer das Wohl des Patienten. Das ist sehr individuell und kann nur gemeinsam mit dem Patienten festgelegt werden – und wenn alle Karten auf dem Tisch liegen.

→ *Bedeuten erhöhte Leberwerte, dass ich in absehbarer Zeit eine Leberzirrhose bekomme?*

Nein. Erhöhte Leberwerte sind zwar ein Hinweis, dass Leberzellen geschädigt sind und nicht optimal funktionieren, aber wenn Sie einige Monate keinen Alkohol trinken, können sich die Leberzellen wieder erholen und die Werte normalisieren sich. Erst wenn die Regenerationsfähigkeit der Leber erschöpft ist, kommt es zu Vernarbungen im Lebergewebe und zur Leberzirrhose. Dies ist jedoch nur nach langem Alkoholmissbrauch der Fall, nicht nach verantwortungsbewusstem Alkoholkonsum und schon gar nicht nach einem einmaligen Alkoholexzess.

→ *Warum wird manchmal eine neurologische Untersuchung vorgenommen?*

Erhöhter Alkoholkonsum hat einen negativen Einfluss auf das Nervensystem, das dann in seiner Funktion gestört sein kann. Es kann zu neurologischen Schäden, wie z.B. Polyneuropathie, kommen. Eine neurologische Untersuchung kann abklären, ob solche Nervenschäden vorhanden sind und welche Behandlung nötig ist.

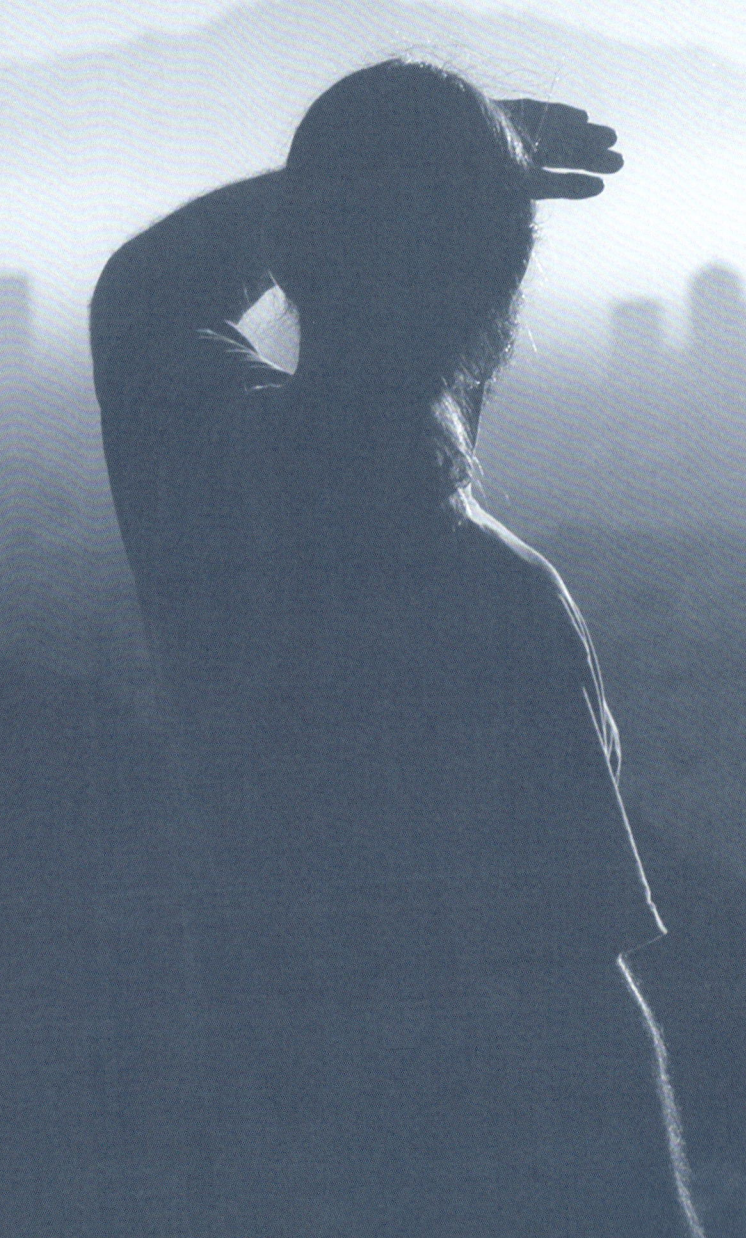

Vorbeugung

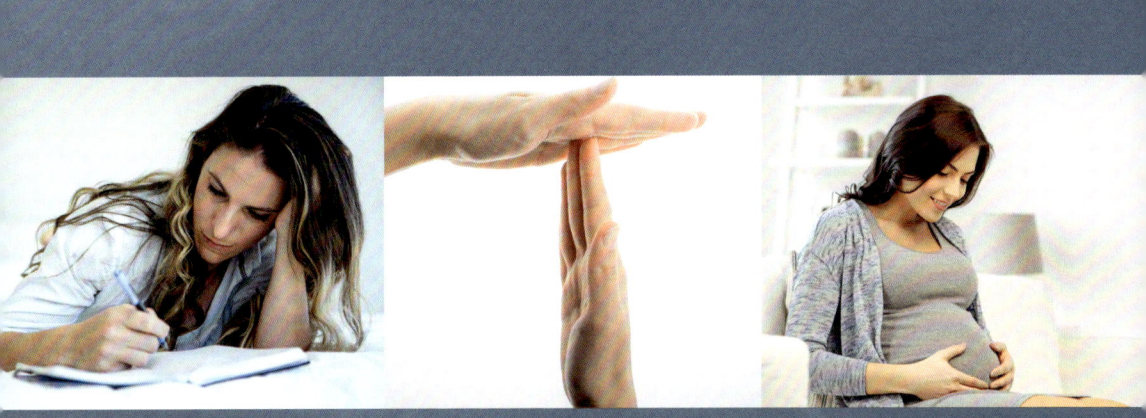

KAPITEL 6

Maßhalten oder verzichten

Ich lerne langsam, nein zu sagen

Andrea ist ein Musterbeispiel an Selbstbewusstsein. Niemals macht sie anderen etwas nach, sondern sie ist es, die die Richtung bestimmt. Das betrifft Ansichten, die sie in ihrer Firma mutig vertritt, politische Meinungen, die manchmal unpopulär sind, die Art, wie sie sich kleidet und generell ihr Leben führt.

Wenn eine Verkäuferin ihr einreden will, sie solle doch die Jacke in dem aktuellen Puderrosa kaufen, das ihr nicht steht, aber modemäßig ein absolutes „Must have" ist, so sagt sie klar und deutlich nein.

Und wenn sie bei einer Party gedrängt wird, doch nicht so fad zu sein und statt Orangensaft noch ein weiteres Glas Wein zu trinken, so sagt sie ebenfalls klar und deutlich nein.

„Ich lebe mein Leben und nicht das Leben, das andere mir vorschreiben wollen", lautet ihre Maxime. „Es ist mein Körper, auf den ich aufpasse, und mein Wohlbefinden ist mir wichtiger als die Meinung anderer."

Ich wäre gerne wie Andrea. Aber so ganz schaffe ich das Neinsagen noch nicht. Vor allem, wenn es ums Proseccotrinken geht. In unserer Damenclique ist es üblich, bei jedem Treffen Prosecco zu trinken – vormittags, nachmittags, abends. Eigentlich hätte ich manchmal viel lieber einen Tee, aber mit diesem Wunsch werde ich regelmäßig ausgelacht.

Nun versuche ich, zumindest jedes zweite Mal nein zu sagen. Und wenn es mir gelingt, bin ich stolz auf mich. Wie gesagt, ich schaffe es zwar noch nicht immer, aber ich bin auf dem Weg dorthin, mein Leben zu leben und nicht eines, das andere mir vorschreiben wollen.

Bea, 32

Für alle Zweifler, die gar nicht weiterlesen wollen, weil sie nicht auf ihr Viertel Wein oder ihr Glas Bier verzichten möchten, eines gleich vorweg:

Vorbeugung ist nicht gleich Verzicht auf Alkohol!

Die Menschheit wird ja schließlich nicht in zwei Gruppen eingeteilt: die Alkoholsüchtigen und die Abstinenten. Im Gegenteil, dazwischen gibt es mehrere Abstufungen – vom moderaten Trinken über regelmäßigen Freizeitkonsum bis hin zum problematischen Alkoholkonsum und zur Abhängigkeit. Die Entwicklung einer Alkoholsucht ist keine gerade Linie, auf der man eine Stufe nach der anderen durchläuft. Man muss sich dies eher als Weg mit mehreren Abzweigungen bzw. „Ausfahrten" vorstellen, die von manchen Menschen – ganz unterschiedlich – noch selbstständig genommen werden können und von manchen nicht mehr.

Ein mehr oder weniger regelmäßiger Alkoholkonsum führt in den meisten Fällen nicht zu einer Suchterkrankung. Hier ist allerdings zu betonen, dass nicht nur Sucht ein Problem darstellt, sondern dass auch übermäßiger Alkoholkonsum ohne Sucht schwerwiegende Auswirkungen auf die Gesundheit haben kann bzw. verschiedene Risiken für die Person selbst und andere erhöht.

Ziel ist ein verantwortungsvoller Umgang mit Alkohol

In der Suchtprävention geht es nicht darum, einen Kreuzzug gegen Alkohol zu führen und den Alkoholkonsum zu dämonisieren oder gar zu verbieten. Ziel ist es vielmehr, Menschen zu informieren, zu motivieren und zu befähigen, wie sie bei einem verantwortungsvollen, möglichst – für sich und für andere – risikoarmen und nicht gesundheitsgefährdenden Alkoholkonsum bleiben bzw. wie sie – im Falle problematischen Trinkens – zum unproblematischen Konsum zurückfinden können.

Selbst bei ungünstigen Voraussetzungen (siehe Kapitel „Ursachen" ab *Seite 39)* kann dazu beigetragen werden, einen problematischen Konsum oder eine Alkoholerkrankung zu verhindern.

„Wie soll das denn gehen?", werden Sie jetzt vielleicht zweifelnd fragen. Gerade haben wir im Kapitel „Ursachen" gelesen, welch wichtige Rolle soziale und psychische Probleme und in der Folge das GABA- und das Glutamatsystem spielen, ebenso wie das Belohnungssystem und die Gene. „Da bin ich doch selbst machtlos!?"

Keineswegs! Man kann bei sozialen und psychischen Problemen Hilfe in Anspruch nehmen und versuchen, Maßnahmen zu setzen, damit sich das GABA- und das Glutamatsystem nicht gegenseitig „aufschaukeln" und sich das Belohnungssystem nicht an den Alkohol gewöhnt.

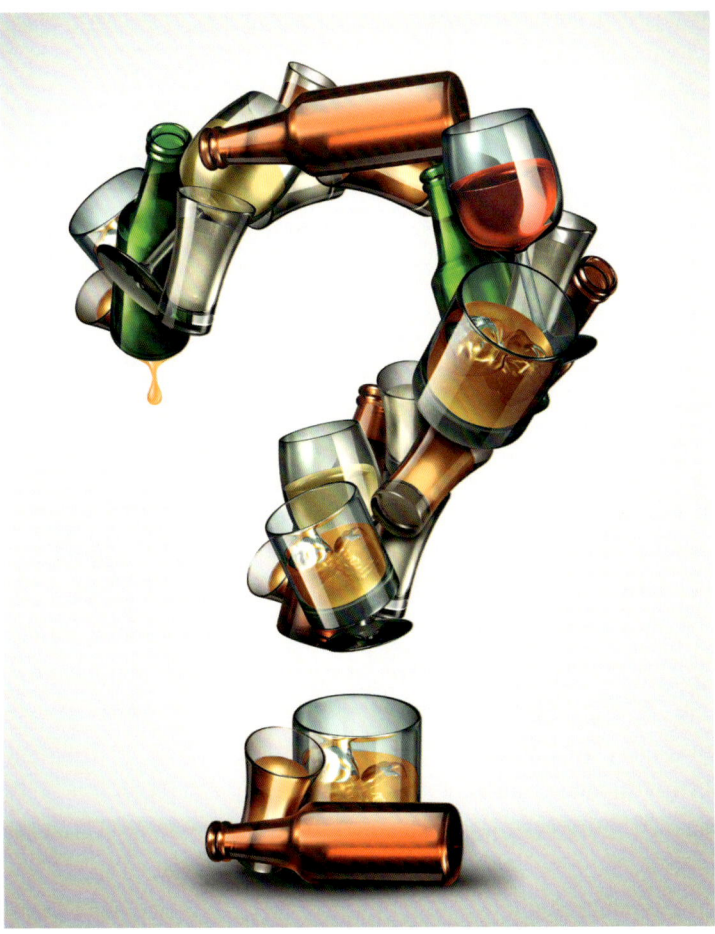

Auf die Menge kommt es an ...

Gewusst, wie!

Ein Ziel der Prävention ist die Auseinandersetzung mit sich selbst, über die Menge des getrunkenen Alkohols, über die Konsummotive und über die Hintergründe: Warum trinke ich? Welchen Zweck erfüllt der Alkoholkonsum in meinem Leben? In welchen Situationen trinke ich? etc.

7 Schritte zur besseren Kontrolle

→ **Schritt Nr. 1: Wo liegt die Grenze?**

Informieren Sie sich (siehe *Seite 31),* ab welcher Konsum-
menge Sie Ihre Gesundheit gefährden. Für gesunde, nicht
schwangere Frauen gilt ein Konsum von 16 Gramm Reinalkohol pro Tag als relativ unbedenklich; dies entspricht etwa
0,2 l Wein oder 0,4 l Bier. Bei Männern liegt die sogenannte
„Harmlosigkeitsgrenze" – welche nur einen Richtwert darstellt – aufgrund ihres höheren Körperwasseranteils bei 24
Gramm Reinalkohol, was ungefähr 0,3 l Wein oder 0,6 l Bier
entspricht. Die „Gefährdungsgrenze", ab der ein erhebliches
Gesundheitsrisiko besteht und die unter gar keinen Umständen längerfristig überschritten werden sollte, liegt bei
40 Gramm Reinalkohol pro Tag für Frauen und 60 Gramm
Reinalkohol pro Tag für Männer.

→ **Schritt Nr. 2: Wie viel trinke ich?**

Bevor Sie konkrete Maßnahmen setzen, sollte eine Bestandsaufnahme erfolgen. Beobachten Sie sich selbst eine
Zeit lang, wie viel und in welchen Situationen Sie Alkohol
konsumieren. Wenn Ihr Alkoholkonsumverhalten unbedenklich ist und Sie nichts verändern wollen, dann brauchen
Sie sich auch über weitere Schritte nicht den Kopf zu zerbre-
chen.

Wo stehen Sie?

Liegt Ihr durchschnittlicher Alkoholkonsum allerdings über der Harmlosigkeitsgrenze, bestehen Erkrankungen, die einen weitgehenden Alkoholverzicht nahelegen oder ergeben sich im Zusammenhang mit Ihrem Alkoholkonsum relevante Probleme, dann ist es sinnvoll, zu überlegen, wie man diesen begegnen und den Konsum begrenzen kann. Dazu gibt es viele Möglichkeiten und jeder Mensch muss hier jene Strategie auswählen, die ihm persönlich entspricht. Was für den einen optimal funktioniert, kann für den anderen völlig undenkbar sein. Wenn Sie unsicher sind, ob Ihr Konsum noch im grünen Bereich liegt, kann es hilfreich sein, sich z.B. Kalendernotizen zu machen. Auch gibt es mittlerweile einige kostenlose digitale Unterstützungsangebote, den Konsum zu reflektieren oder zu dokumentieren (z.B. Apps für Trink- oder Verzichtstagebücher, Konsumreduktion etc.). Siehe dazu auch den Fragebogen auf *Seite 114/115*.

Befinden Sie sich noch unter der Harmlosigkeitsgrenze oder steuern Sie bereits auf die Gefährdungsgrenze zu? Bewusstsein und Wissen über die eigenen Trinkgewohnheiten sind wichtig. Nur so können Sie entscheiden, ob Sie etwas verändern wollen und können.

→ Schritt Nr. 3: Erkennen Sie Ihre Motive!

Setzen Sie sich mit sich selbst auseinander und versuchen Sie herauszufinden, warum Sie Alkohol trinken oder warum Sie die Grenze manchmal überschreiten. Wollen Sie sich damit in einen angenehmen Zustand versetzen, sich entspannen, lockerer werden, in heitere Stimmung geraten? Trinken Sie, weil das in Ihrem Umfeld alle tun, weil Sie mithalten wollen? Oder hilft Ihnen der Alkoholkonsum, Ihren Alltag oder Ihre Probleme zu vergessen? Versuchen Sie, mit Alkohol Sorgen, Ängste oder Stress „wegzutrinken"? Seien Sie in dieser Analyse ehrlich, aber nicht abwertend mit sich selbst.

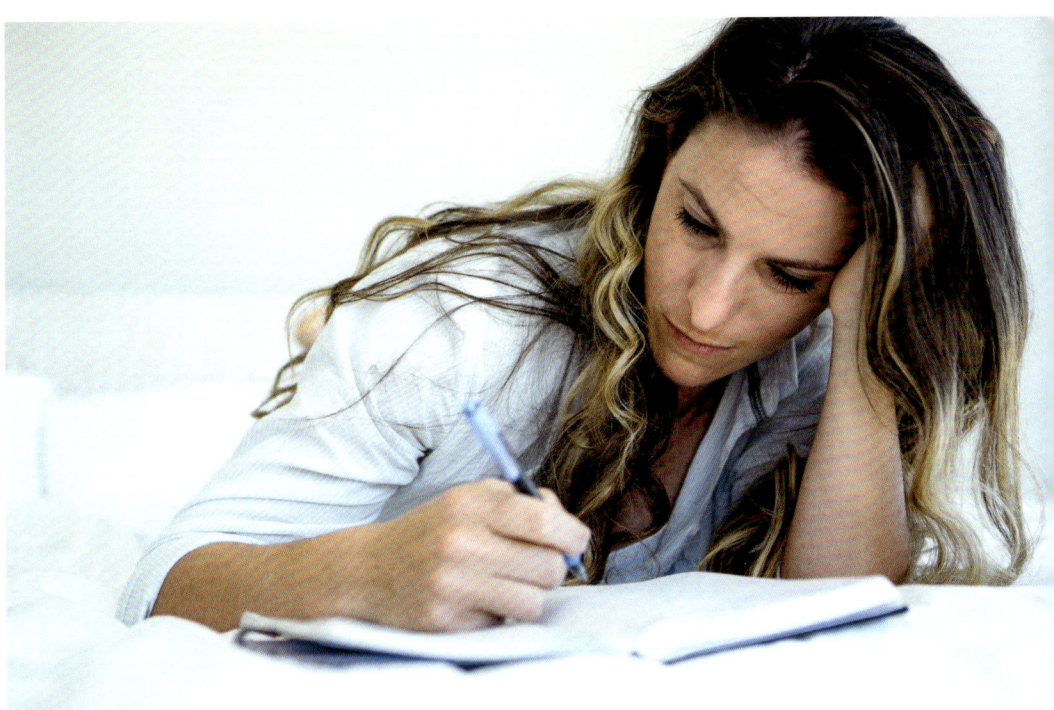

Es kann hilfreich sein, den täglichen Alkoholkonsum zu notieren

→ **Schritt Nr. 4: Was hätten Sie anders machen können?**

In Ihrer Erinnerung oder in den Notizen zur Bestandsaufnahme finden sich vielleicht Situationen, in denen Sie deutlich „über den Durst" getrunken haben und wo es Ihnen danach schlecht ging. Rufen Sie sich diese Situation(en) in Erinnerung: Haben Sie sich absichtlich betrunken? Oder haben Sie die Menge allmählich übersehen? Hätten Sie zwischendurch z.B. mehr Wasser oder alkoholfreie Getränke trinken sollen? War der eine Schnaps, zu dem andere Sie überredet haben, einer zu viel?

→ **Schritt Nr. 5: Alkoholpausen**

Es empfiehlt sich grundsätzlich, nicht täglich Alkohol zu trinken, wobei in diesem Zusammenhang oft vorgeschlagen wird, mindestens zwei Tage pro Woche zu pausieren. Was bringen solche Alkoholpausen?

Zum einen wird dadurch verhindert, dass Sie sich zu sehr an den täglichen Alkoholkonsum gewöhnen. Ganz besonders, wenn der Alkoholkonsum deutlich über der Harmlosigkeitsgrenze liegt, bedeuten solche kurzen Perioden des Nichttrinkens eine Erholung für den Körper. Auch kann einmal eine längere Auszeit zwischendurch allgemein unterstützend sein (z.B. zur Fastenzeit, während einer Diät etc.).

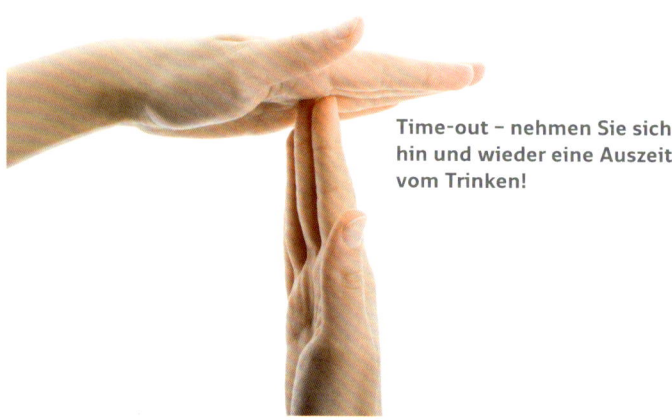

Time-out – nehmen Sie sich hin und wieder eine Auszeit vom Trinken!

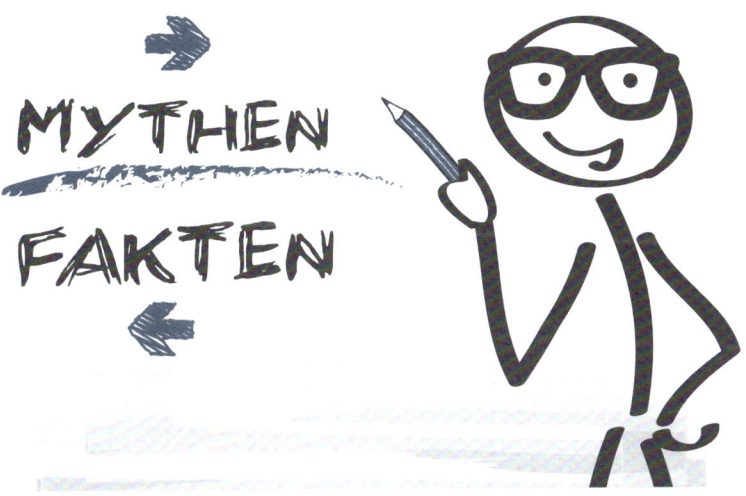

„Ein Glaserl in Ehren darf niemand verwehren!"
Stimmt nicht!

Dieser Satz darf nicht mehr stimmen! In unserer Gesellschaft kann und soll jeder selbst entscheiden, wann, wie viel und ob er überhaupt Alkohol zu sich nimmt.

Wenn Ihr Alkoholkonsum erhöht ist und Sie Probleme damit haben, keinen Alkohol zu trinken, bzw. wenn es Ihnen nicht möglich ist, ein oder zwei Tage ohne Alkohol zu sein, dann ist es an der Zeit, sich beraten zu lassen. Der Arzt Ihres Vertrauens oder spezielle Beratungsstellen in allen Bundesländern sind dafür da und unterstützen Sie gerne.

→ **Schritt Nr. 6: Tipps und Tricks**
Wenn Sie etwas an Ihren Trinkgewohnheiten ändern möchten, finden Sie hier eine Auswahl an Tipps, die Ihnen dabei helfen können, einen persönlichen Plan zur Verringerung Ihres Alkoholkonsums zusammenzustellen. Natürlich müssen nicht alle Vorschläge für jeden Menschen sinnvoll oder akzeptabel sein.

- Greifen Sie öfter zu nicht-alkoholischen Getränken und probieren Sie aus, was Ihnen schmeckt.
- Wenn Sie mit Alkohol „feiern", legen Sie zwischen zwei Getränken jeweils eine Pause mit einem alkoholfreien Getränk ein, am besten mit einem Glas Wasser.
- Wenn es Ihnen schmeckt, kann auch das Verdünnen von alkoholischen Getränken eine Möglichkeit darstellen. Mitunter ist ein Spritzer eine Alternative zu einem Viertel Wein bzw. das Verdünnen von Sekt mit Orangensaft eine sinnvolle Option etc.
- Durst stillen Sie besser mit Wasser oder einem alkoholfreien Getränk anstatt mit Alkohol.

- „Beißen" Sie nach „Alt-Wiener Art" jeden Schluck Wein, statt das Glas zügig zu leeren. Je langsamer Sie trinken und je kleiner die Schlucke sind, umso weniger Alkohol nehmen Sie im Laufe eines Abends zu sich und umso mehr können Sie Ihr Getränk genießen.

- Genuss auf allen Ebenen! Je mehr Dinge in Ihrem Leben Ihnen Genuss verschaffen, Freude bereiten, umso besser! Finden Sie heraus, welche Dinge das sind, was Ihnen guttut und Spaß macht: Ist es Sport, ein kreatives Hobby, Kochen, Essen, Bewegung in der Natur, Lesen, Filme? Je vielfältiger Ihre Genussmöglichkeiten sind und je intensiver Sie diese nützen, umso besser für Sie und Ihre Gesundheit!

- Es ist grundsätzlich anzuraten, während der Arbeit, in der Schwangerschaft und der Stillzeit, bei gefährlichen Tätigkeiten und ganz besonders beim Autofahren generell auf Alkohol zu verzichten. Wenn Sie bei einer Geselligkeit trotzdem etwas Alkohol konsumieren möchten und danach Auto fahren, sollte die Alkoholmenge so gering sein, dass Sie zum Zeitpunkt des Aufbruchs wieder völlig nüchtern sind. Verlassen Sie sich dabei aber nicht auf Ihr Gefühl, sondern z.B. auf eine Messung oder eine sichere Faustregel (siehe *Seite 137)*. Denn erheblich alkoholisierte Personen glauben oft fälschlicherweise, nur leicht angetrunken zu sein.

- Generell sollten Sie Alkohol nicht als Hilfsmittel einsetzen, wenn Sie in gedrückter Stimmung sind, sich beruhigen möchten bzw. Probleme vergessen oder Stress abbauen wollen. Wenn das zur Regel wird, bleibt der Konsum meist nicht im unbedenklichen Bereich.

Auf allen Ebenen genießen

→ **Schritt Nr. 7: Seien Sie stolz auf sich!**

Wenn Ihr Alkoholkonsum ein bedenkliches Ausmaß ange-
nommen hat und Sie es schaffen, ein oder zwei Tage pro
Woche auf Alkohol zu verzichten bzw. Ihren Alkoholkonsum
zu begrenzen, dann haben Sie allen Grund, auf sich stolz zu
sein! Vertreten Sie das auch offen nach außen hin. Wenn
jemand Sie fragt, warum Sie heute weniger trinken, dann
zeigen Sie, dass Sie stolz darauf sind und sich darüber freu-
en. Schließlich geht es darum, dass Sie gesund bleiben, sich
wohlfühlen, Ihr Leben unter Kontrolle haben und nicht darum, dass Sie die Erwartungen anderer erfüllen oder sich
von anderen kontrollieren lassen.

Wenn Sie etwas an Ihren Trinkgewohnheiten ändern wollen,
es Ihnen aber schwerfällt, dann scheuen Sie sich nicht, sich
beraten zu lassen. Beratungseinrichtungen und Ihr Arzt sind
genau dafür da.

Seien Sie stolz auf Ihre Bereitschaft, etwas verändern zu
wollen!

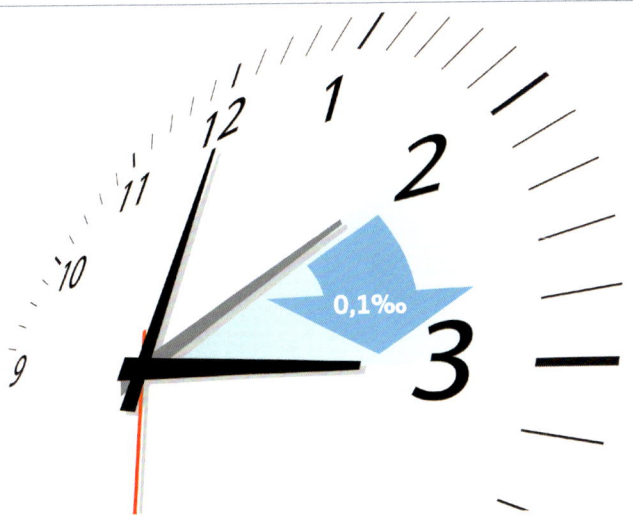

Sichere Faustregel

„Pro Stunde baut der Körper mindestens 0,1 Promille Alkohol ab."

Mit dieser Faustregel sind Sie auf jeden Fall in einem sicheren Bereich. Mit einem Seidel Bier oder einem Achtel Wein erreichen durchschnittliche Erwachsene nicht mehr als 0,3 Promille. Welchen Alkoholspiegel man mit welcher Menge Alkohol erzielt und die Geschwindigkeit, mit der Alkohol abgebaut wird, kann nicht allgemeingültig festgelegt werden, weil dies von mehreren Faktoren, wie z.B. Geschlecht, Körperbau etc., abhängt. Um auf Nummer sicher zu gehen, bedient man sich bei der Faustregel daher einer sehr langsamen Alkoholabbaurate, nämlich 0,1 Promille pro Stunde. Ein Seidel Bier bzw. 0,3 Promille sind folglich nach drei Stunden komplett abgebaut und man ist wieder auf 0,0 Promille. Man hört immer wieder, dass Personen mit erheblich höherem Alkoholkonsum bei Testungen deutlich unter der 0,5-Promille-Grenze lagen. Das ist unter gewissen Voraussetzungen (z.B. bei einem starken und großen Mann, der zum Alkoholgenuss auch viel gegessen hat) durchaus möglich. Auf derartige Überlegungen sollte man sich aber besser nicht einlassen, wenn man Unfälle vermeiden und den Führerschein behalten will.

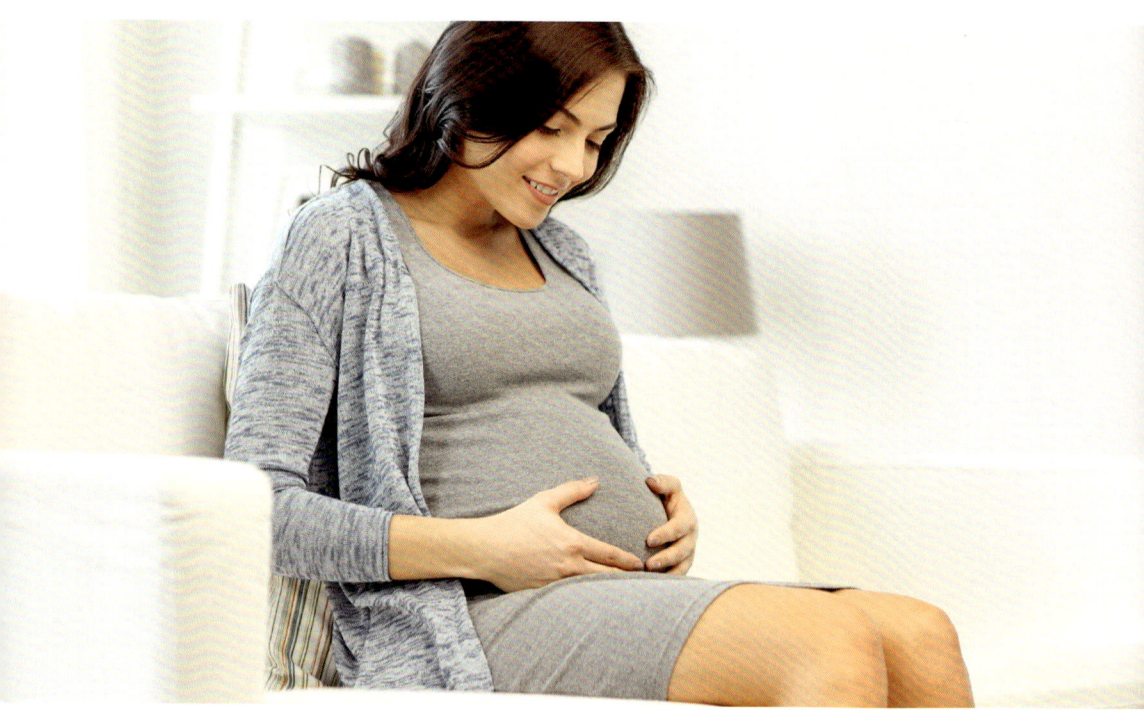

Vorsicht, Baby trinkt mit!

Die Maxime „Maßhalten oder verzichten" gilt allerdings nicht für Frauen in der Schwangerschaft. Hier ist zur Vorbeugung kindlicher Entwicklungsstörungen zu völligem Verzicht zu raten!

Wussten Sie, dass Ihr ungeborenes Baby jedes Glas Alkohol, das Sie ab einem bestimmten Zeitpunkt Ihrer Schwangerschaft trinken, 1:1 „mittrinkt"? Ihr Promillegehalt im Blut entspricht dem des Embryos bzw. Fetus. 1 Promille für Sie = 1 Promille für das winzige Wesen in Ihrem Bauch.

Der Alkohol und vor allem das giftige Abbauprodukt Acetaldehyd gelangen nämlich ungehindert über die Plazenta und die Nabelschnur in den Blutkreislauf des Kindes. Auch Alkoholspiegel und Abbauprodukte, die in geringen Mengen bei Er-

wachsenen nur wenige Auswirkungen haben, können die gesunde kindliche Entwicklung gefährden. Das Kind hat noch
keine vollständig entwickelte Leber und kann daher den Alkohol nicht so gut abbauen wie die Mutter. Selbst wenn sich die
Mutter wieder nüchtern fühlt, gilt dies nicht im selben Maße
für das Baby.

Das bedeutet aber nicht, dass Sie in Panik geraten müssen,
weil Sie etwas getrunken haben, als Sie noch nichts von Ihrer
Schwangerschaft wussten.

**Allerdings sollten Sie ab dem Zeitpunkt, zu dem Sie erfah-
ren haben, dass Sie ein Kind in sich tragen, ganz auf Alkohol verzichten!**

Ob und in welchem Ausmaß Alkohol die kindliche Entwicklung
stört, hängt zusätzlich u.a. von folgenden Risikofaktoren ab:

→ Menge des während der Schwangerschaft konsumierten
   Alkohols
→ Häufigkeit des Trinkens (fallweise oder chronisch)
→ Ernährung
→ genetische Voraussetzungen
→ Konsum anderer Substanzen wie Tabak, andere Suchtmittel
   oder Medikamente
→ Lebensbedingungen

Mögliche Folgen für Ihr Kind

Alkohol kann eine Vielzahl leichterer und schwerer Schädigungen beim Kind verursachen. Dazu können zählen:

→ Wachstumsverzögerung
→ geringes Geburtsgewicht
→ Beeinträchtigung des zentralen Nervensystems
→ körperliche Auffälligkeiten am Kopf und im Gesichtsbereich (z.B. kleiner Kopfumfang, kleine Augenöffnungen, kurze, abgeflachte Nase, fehlende Rinne zwischen Oberlippe und Nase)
→ Nierenschäden
→ Herzfehler
→ spätere Konzentrationsschwäche
→ Lernprobleme
→ verminderte Intelligenz
→ Verhaltensstörungen, wie z.B. Reizbarkeit und Aggressivität

Einige der angeführten Schädigungen zeigen sich nicht gleich nach der Geburt, sondern erst viel später. Alle diese Schäden, die durch Alkohol in der Schwangerschaft verursacht werden, fasst man unter dem Begriff FASD („Fetale Alkoholspektrum-Störungen") zusammen. Manche Menschen sind der Ansicht, dass FASD nur die Kinder von alkoholkranken Müttern, die große Mengen trinken, betreffen können. Doch das stimmt nicht. Schädigungen können auch bei weit geringeren Mengen oder vereinzelten Rauschzuständen nicht ausgeschlossen werden. Werdende Mütter sollten daher generell auf Alkohol verzichten.

Familien mit Neugeborenen und Kleinkindern

Die Betreuung von Neugeborenen und Kleinkindern erfordert ständige Aufmerksamkeit und ist nicht selten mit erheblichem Schlafmangel und dem Gefühl der Überforderung verbunden. Hier müssen zahlreiche gesundheitliche und psychohygienische Aspekte beachtet werden – unter anderem auch der Umgang mit Alkohol.

Obwohl von einem gelegentlichen Alkoholkonsum in geringen Mengen keine Gefahr ausgeht, muss beachtet werden, dass Alkohol als Schlaf- und Entspannungsmittel in Stresssituationen nicht geeignet ist. Für die Eltern von Kleinkindern, die sehr häufig einen veränderten Schlaf-Wach-Rhythmus haben und oft rund um die Uhr mit der Betreuung des Kleinkindes beschäftigt sind, ist Alkohol als Schlaf- und Entspannungsmittel eine schlechte Wahl. Alkohol kann die Aufmerksamkeit sowie die Bereitschaft, geduldig mit dem Kind umzugehen, beeinträchtigen und dieser Effekt kann sich bei Ermüdung und Schlafmangel besonders stark auswirken.

Bei stillenden Müttern werden selbst bei moderatem Alkoholkonsum Spuren des Alkohols in die Muttermilch aufgenommen. Die ersten Monate nach der Geburt sind eine wichtige und herausfordernde Lebensphase für die Mutter, das Kind und die ganze Familie. Daher sollen die Eltern in dieser Zeit – sofern sie nicht gänzlich darauf verzichten – Alkohol nur gelegentlich und in geringen Mengen konsumieren.

Gefährdet sind hingegen Mütter, die einen häufigen und erhöhten Alkoholkonsum aufweisen und Alkohol aufgrund von Stress und Überforderung einsetzen. In diesen Fällen soll man die Gründe dafür sowie die möglichen Auswirkungen auf die Gesundheit von Mutter und Kind genau unter die Lupe nehmen und sich von Spezialisten beraten lassen. Je höher der Alkoholkonsum, desto dringender ist der Bedarf an fachlicher Hilfe!

Ihre Fragen – unsere Antworten

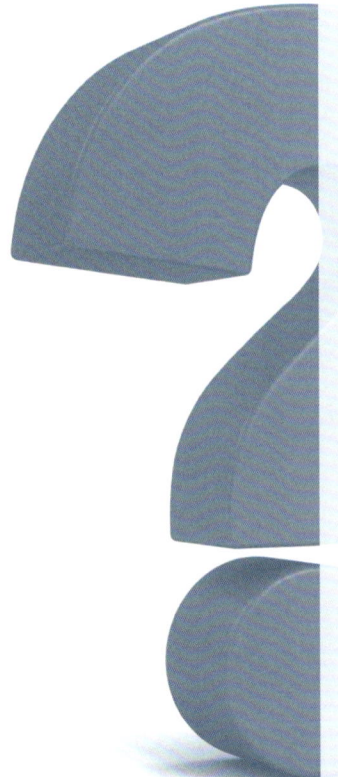

→ *Bedeutet „Vorbeugung" im Hinblick auf Alkoholsucht den gänzlichen Verzicht auf Alkohol?*

Nein! Ziel ist es nicht, den Alkohol zu verteufeln und zu verbieten. Vielmehr geht es darum, Menschen zu informieren, zu motivieren und zu befähigen, wie sie bei einem verantwortungsvollen und möglichst – für sich und für andere – risikoarmen Alkoholkonsum bleiben bzw. wie sie – im Falle problematischen Trinkens – dorthin zurückfinden können.

→ *Mit welchen Maßnahmen erreiche ich dieses Ziel?*

Wenn Sie Alkohol trinken, ist es hilfreich, sich darüber klar zu werden, wie viel Sie trinken und ob Ihr Alkoholkonsum eine Gefahr für Ihre Gesundheit darstellt. Sollte Ihr Alkoholkonsum nicht „im grünen Bereich" liegen (Konsum über der Harmlosigkeitsgrenze, Erkrankungen, die weitgehenden Alkoholverzicht nahelegen, relevante Probleme im Zusammenhang mit dem Alkoholkonsum), sollten Sie sich mit Ihren Motiven und Konsumgewohnheiten auseinandersetzen.

Besonders wichtig sind in diesem Fall Alkoholpausen. Legen Sie beispielsweise zwei alkoholfreie Tage pro Woche ein und gönnen Sie sich hin und wieder auch eine etwas längere Auszeit vom Alkohol.

→ *Darf ich während der Schwangerschaft das eine oder andere Glas Wein trinken?*

Zum Wohle Ihres Kindes ist es besser, in der Schwangerschaft völlig auf Alkohol zu verzichten. Denn Alkohol und das giftige Abbauprodukt Acetaldehyd gelangen über die Plazenta und die Nabelschnur 1:1 in den Blutkreislauf des Kindes und können Entwicklungsschäden unterschiedlichen Ausmaßes verursachen. Schließlich sind noch alle Organe des Embryos im Aufbau, der dadurch gestört werden kann.

→ *Was ist, wenn ich in den ersten Wochen getrunken habe, weil ich noch nichts von der Schwangerschaft wusste?*

Keine Panik! Sobald Sie von Ihrer Schwangerschaft wissen, lassen Sie den Alkohol einfach weg.

Behandlung

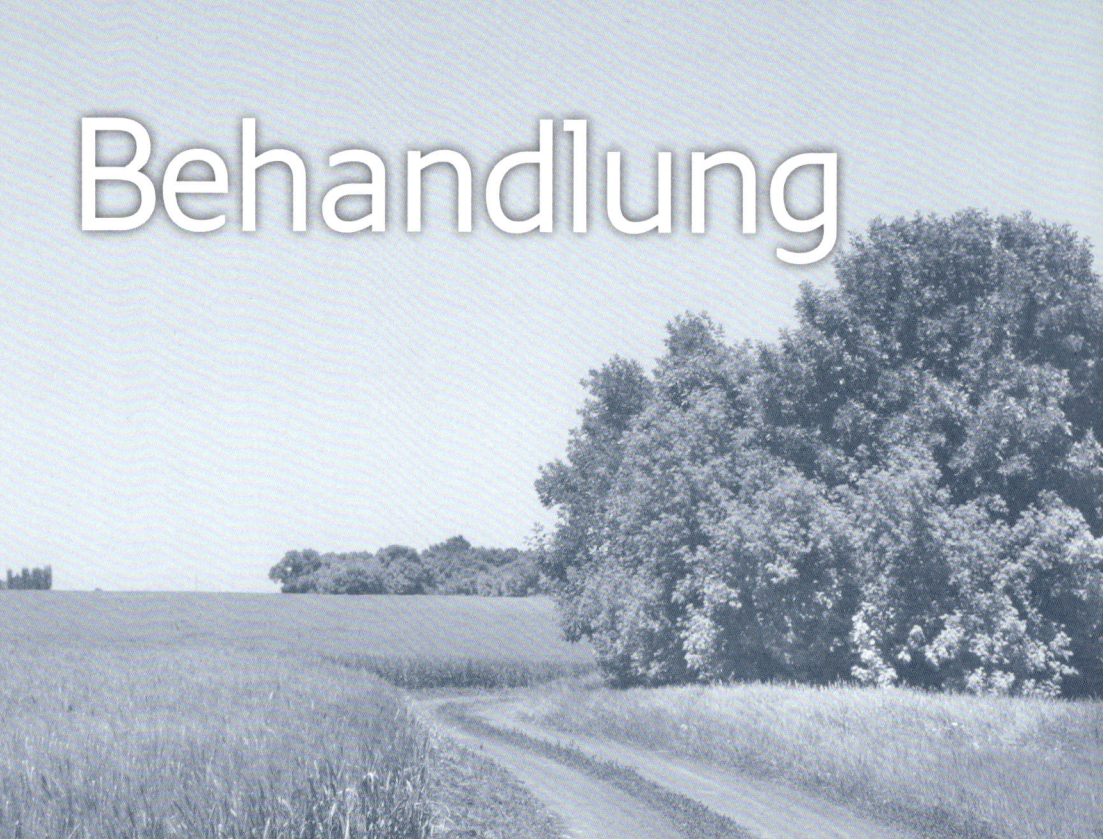

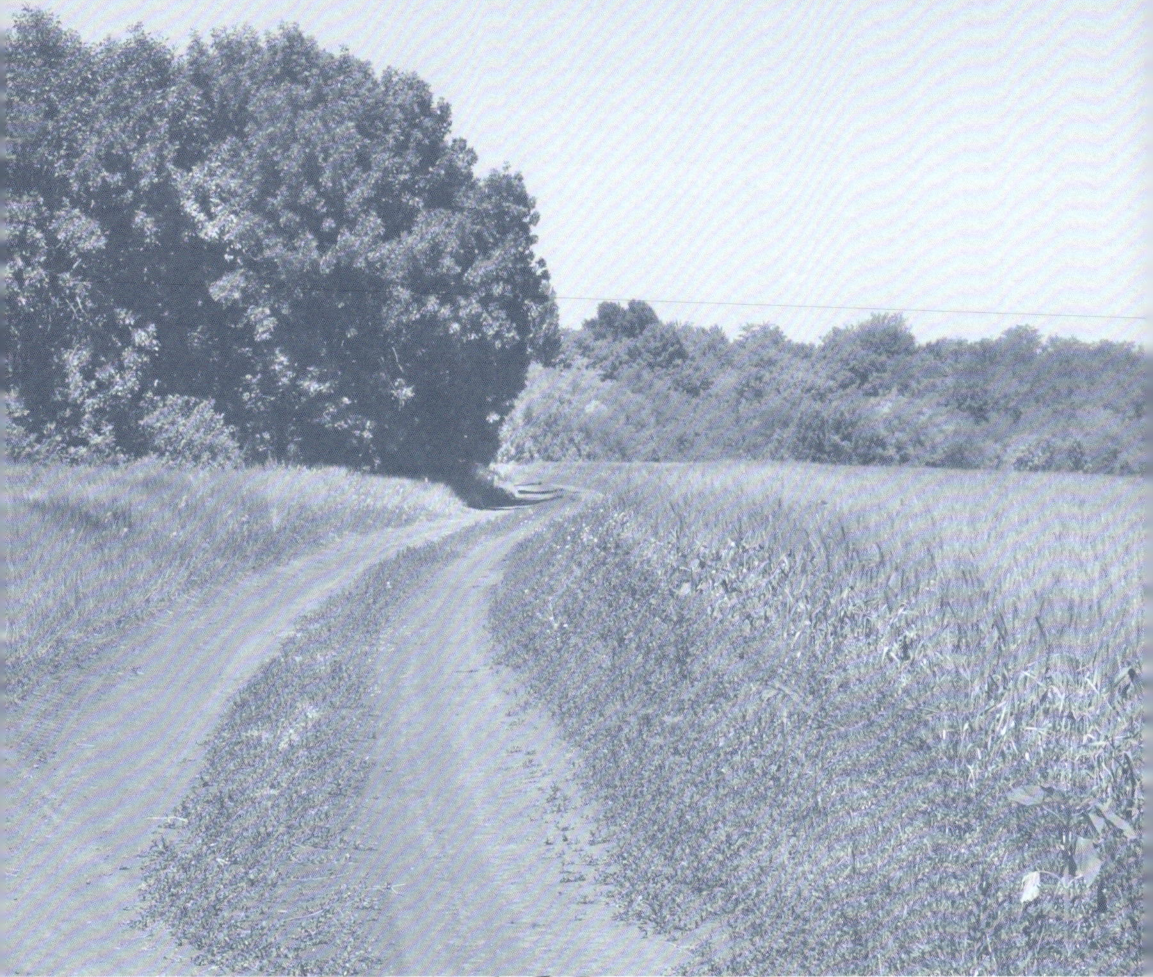

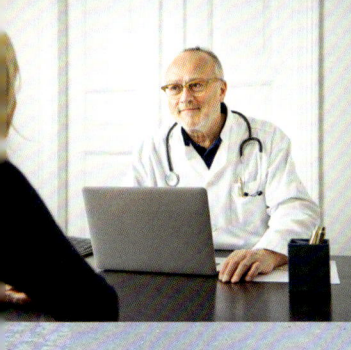

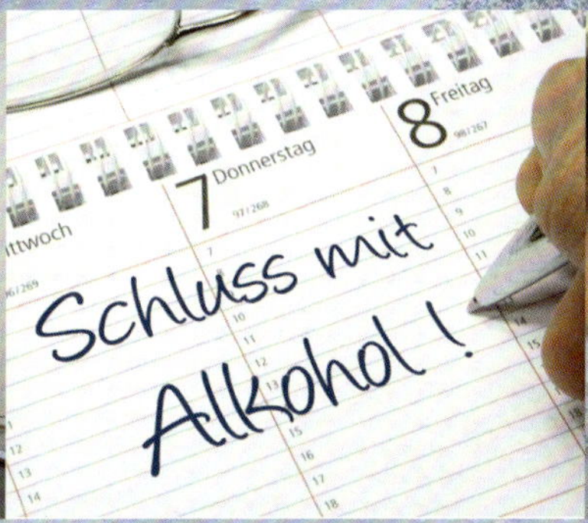

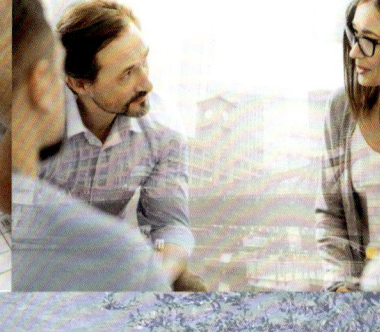

KAPITEL 7

Wege aus der Alkohol-krankheit

Die Trinkerheilanstalt war eine große Überraschung

Ich hatte mir eine Trinkerheilanstalt immer ganz anders vorgestellt. Mit hohen Mauern, strengen Regeln und mit Menschen, die in weißen Kitteln herumlaufen.

Dementsprechend überrascht war ich, als sie mir in der Suchtberatungsstelle sagten, dass ich gar nicht unbedingt stationär in Behandlung gehen müsse. Das hat mich sehr erleichtert, denn so musste ich meinen Chef nicht um einen langen Urlaub bitten oder mich für diese Zeit krankschreiben lassen. Und auch meine Exfrau braucht es nicht mitzukriegen.

Jetzt bin ich schon seit fünf Monaten in ambulanter Betreuung. Einmal in der Woche gehe ich nach der Arbeit zur Therapie und lerne, wie ich mit meiner Alkoholerkrankung leben kann. Dort ist es eigentlich sehr angenehm: Die Räume sind hell und freundlich, überall gibt es Teppiche und Grünpflanzen. Die Ärzte tragen zwar manchmal weiße Kittel, aber ansonsten kann man die Patienten nicht von den Mitarbeitern unterscheiden.

Ich habe regelmäßige Einzelgespräche und Termine beim Arzt und meine Sozialarbeiterin hat mir dabei geholfen, dass ich jedes Wochenende meine Kinder besuchen kann.

Es gibt aber auch die Möglichkeit, an Gruppen teilzunehmen. Das versuche ich fast immer wahrzunehmen, denn dort merke ich, dass ich mit meinen Problemen nicht alleine bin: Die anderen sprechen oft Dinge aus, die mich schon lange beschäftigen. Mittlerweile habe ich mich auch mit einigen Teilnehmern ein bisschen angefreundet und manchmal gehen wir nachher noch etwas trinken. Dann muss ich mich nie rechtfertigen, wenn ich ein Cola bestelle – und das tut richtig gut.

Thomas, 48

Lange Zeit galten Suchterkrankungen, zu denen ja auch die Alkoholabhängigkeit zählt, als nicht behandelbar und die Alkoholsucht war mit einem Stigma behaftet. Zunächst hielt man Sucht- und Alkoholkranke für Verbrecher, die mit Strafmaßnahmen zur Vernunft gebracht werden sollten. Später betrachtete man Suchtverhalten als Erziehungsproblem und versuchte, pädagogische Methoden zur Heilung einzusetzen. Es ist nicht verwunderlich, dass mit all diesen Maßnahmen die Erfolge bescheiden geblieben sind.

Mittlerweile haben sich der Umgang mit Suchterkrankungen und die Behandlung von Alkoholabhängigkeit gravierend geändert. Man versteht heutzutage viel besser, welche neurobiologischen, psychologischen und sozialen Faktoren hinter der Entstehung und Aufrechterhaltung des Suchtverhaltens bei alkoholkranken Menschen stehen.

Dieses moderne bio-psycho-soziale Verständnis der Alkoholabhängigkeit umfasst die Vorgänge im Gehirn und im Körper, berücksichtigt die entscheidende Rolle der persönlichen Psychologie und den Einfluss der Umgebung auf die Entstehung und den Verlauf der Erkrankung.

Aufgrund dieser Komplexität kann die Behandlung der Alkoholkrankheit nur durch die Kombination von psychologischen, medikamentösen und sozialen Methoden zu einem nachhaltigen Erfolg führen.

Vielfältige Faktoren bestimmen das Suchtverhalten

Bei der Planung und Durchführung der Behandlung müssen mehrere Aspekte berücksichtigt werden:

Erstens ist von Bedeutung, in welcher Phase der Erkrankung sich der Betroffene befindet. Steht er am Beginn der Abhängigkeit, wo die Gefahr noch nicht erkannt wurde? Oder unternimmt der Betroffene bereits den ersten Versuch, sich vom Alkohol zu lösen? Oder geht es darum, aus einem Rückfall herauszukommen und weitere Rückfälle zu vermeiden?

Zweitens muss geklärt werden, welche Probleme zuerst gelöst werden sollen. Geht es um körperliche Auswirkungen von erhöhtem Alkoholkonsum, wie auffällige Leberwerte oder Bewegungsstörungen? Oder bestehen in erster Linie psychische Symptome wie gedrückte Stimmung, innere Unruhe und Schlafstörungen? Oder handelt es sich vorwiegend um Probleme am Arbeitsplatz oder in der Beziehung, die durch übermäßigen Alkoholkonsum ausgelöst wurden?

Drittens ist zu klären, welche Ziele der Betroffene selbst verfolgen will. Denn genau da liegt oft die größte Herausforderung – viele erkennen ihre Lage zu spät und unterschätzen die Situation. Diese Punkte werden bei einer professionellen Beratung individuell berücksichtigt.

Ansprechpartner für Personen mit einem Alkoholproblem

Es gibt grundsätzlich zwei Gruppen von Spezialisten, an die man sich bei einem vermeintlichen oder bestehenden Alkoholproblem wenden kann. Zum ersten sind es die Ärzte – sie haben den nötigen Überblick über die gesundheitliche Situation des Patienten und besitzen meist das Arsenal für rasche medizinische Hilfe. Zum zweiten sind dies professionelle Suchtberatungsstellen. Hier arbeiten Psychologen und Sozialarbeiter, die ebenfalls die Situation rasch einschätzen und die nötigen Maßnahmen vorschlagen können.

In komplizierten Fällen – bei zusätzlichen psychischen Erkrankungen wie Depression oder Angststörung – benötigen die Betroffenen die Hilfe eines Facharztes für Psychiatrie und Neurologie.

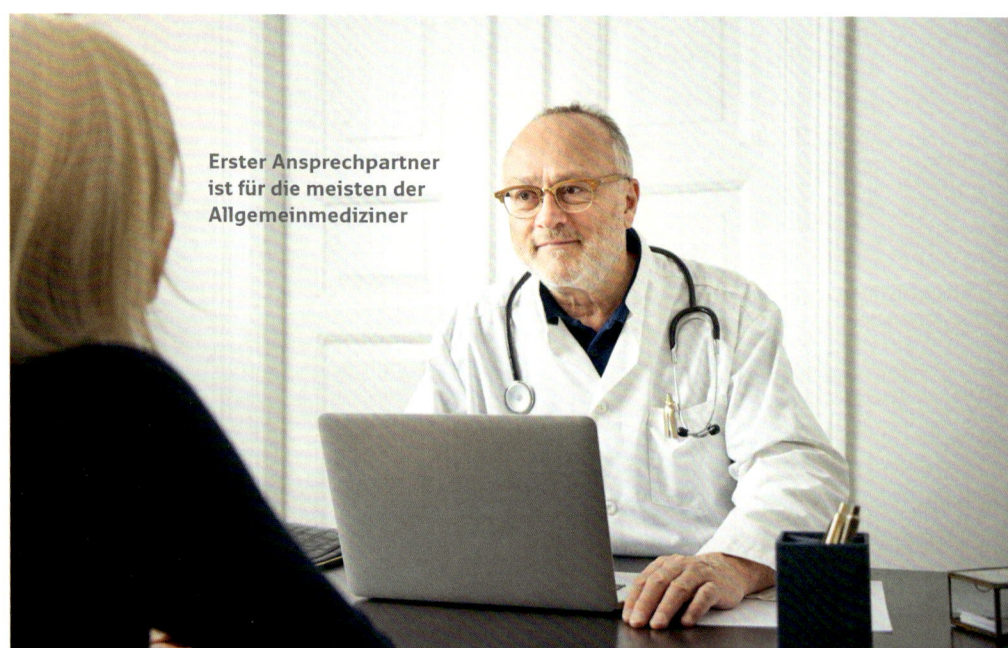

Erster Ansprechpartner ist für die meisten der Allgemeinmediziner

Die Therapie richtet sich nach der Krankheitsphase

Wer muss wie behandelt werden?

Menschen mit Alkoholabhängigkeit durchlaufen in der Regel mehrere Phasen der Erkrankung. Sie können sich in einer Phase befinden, in der Alkohol gerade erst zum Problem wird; sie können bereits mitten in der Krankheit stecken, ohne dies realisiert zu haben; sie möchten mit dem Trinken aufhören oder sie sind nach einem Entzug wieder rückfällig geworden. Dementsprechend vielseitig sind die Behandlungsmethoden, die bei Alkoholkrankheit zum Einsatz kommen.

Im ersten Gespräch mit einem Spezialisten soll herausgefunden werden, welche Probleme vorliegen und welche Form der Behandlung in diesem Fall am besten geeignet ist. Dafür ist es sehr hilfreich, wenn der Betroffene bereit ist, möglichst offen über seinen Alkoholkonsum zu sprechen. Aufgabe des Behandlers ist es, einen Rahmen zu schaffen, in dem sich der Ratsuchende ihm anvertrauen kann. Liegt der Konsum nur knapp über der Gefährdungsgrenze und besteht er erst seit einigen Monaten? Oder betragen die täglichen Mengen bereits ein Vielfaches des unbedenklichen Alkoholkonsums und besteht dieses Muster schon seit mehreren Jahren? – Könnten im ersten Fall eine umfassende Beratung und psychologische Betreuung ausreichen, so muss im zweiten Fall höchstwahrscheinlich eine abstinenzorientierte Entzugs- und Entwöhnungsbehandlung empfohlen werden.

→ Der Gefährdete

Gefährdet ist jemand, dessen Alkoholkonsum stetig steigt und dessen Konsum die Harmlosigkeitsgrenze immer wieder deutlich überschreitet. Letztere liegt für Männer bei 0,6 Liter Bier oder 0,3 Liter Wein pro Tag, für Frauen bei 0,4 Liter Bier oder 0,2 Liter Wein.

Wenn sich durch erhöhte Leberwerte, Auftreten von Kontrollverlust (z.B. Autofahren in alkoholisiertem Zustand), Vernachlässigung anderer Interessen oder durch andere Angaben des Patienten herausstellt, dass sich dieser mit seinen Trinkgewohnheiten im erwähnten Risikobereich befindet, so wird der Arzt dieses Thema höchstwahrscheinlich ansprechen. In der Regel wird gefragt, wie der Betroffene selbst dieses Problem sieht und ob er versuchen möchte, seinen Alkoholkonsum unter Kontrolle zu bringen. Ebenso wird der Patient über Unterstützungsmöglichkeiten informiert, falls die eigenständige Alkoholreduktion nicht klappt.

Menschen, die nicht sicher sind, ob sie zu viel Alkohol konsumieren, können sich jederzeit an einen Arzt oder einen Mitarbeiter in einer Beratungsstelle wenden. Denn auch ein kurzes Gespräch mit einem Spezialisten kann Klarheit schaffen und vieles bewirken. Selbst wenn Betroffene anfangs ablehnend reagieren, so führt ein professionell geleitetes Gespräch doch zu einer Auseinandersetzung mit dem eigenen Alkoholkonsum und stößt oft einen Veränderungsprozess an. Zusätzlich können in einem solchen Gespräch die Probleme aufgedeckt werden, die den erhöhten Alkoholkonsum auslösen, wie Beziehungsprobleme, existenzielle Sorgen oder andere Belastungen. Die Behebung oder Linderung dieser Probleme kann zum nachhaltigen Erfolg deutlich beitragen.

→ Der Vieltrinker

Menschen, die die Gefährdungsgrenze von 1,5 Liter Bier oder 0,75 Liter Wein pro Tag (Männer) bzw. 1 Liter Bier oder 0,5 Liter Wein (Frauen) seit längerer Zeit überschreiten, sollten sich überlegen, medizinische Behandlung und eine suchtspezifische Fachbetreuung in Anspruch zu nehmen. Denn bei hohem und lang andauerndem Alkoholkonsum eine nachhaltige Veränderung (langfristige Reduktion oder gar Abstinenz) ohne fachliche Unterstützung zu erreichen, ist in vielen Fällen schwierig.

Die ärztliche Behandlung ist in solchen Fällen aus zwei Gründen wichtig:

Erstens sollen die gesundheitlichen Schäden, die durch den jahrelangen hohen Alkoholkonsum entstanden sind, begrenzt werden. Denn neben der Leber leiden auch Magen und Speiseröhre, Bauchspeicheldrüse, Zähne etc. darunter. Ebenso sind verschiedene Stoffwechselsysteme, das Immunsystem und das periphere Nervensystem durch den hohen Alkoholkonsum zunehmend belastet.

Zweitens kann der Arzt den Betroffenen über die Möglichkeiten einer langsamen Konsumreduktion, über eine Lebensstiländerung, Suchtberatungsmöglichkeiten und soziale Unterstützung informieren. Wichtig ist, mit dem Arzt die Notwendigkeit einer langsamen Reduktion der Alkoholmenge zu besprechen, da plötzliche Abstinenz ohne fachliche Begleitung zu lebensgefährlichen Entzugserscheinungen führen kann. In manchen Fällen kann sich deutlich zeigen, dass eine abstinenzorientierte Behandlung notwendig ist. So können eine medikamentöse Entzugsbehandlung und eine anschließende fachliche Unterstützung eingeleitet werden.

→ Der Abhängige

Abhängig sind Menschen, bei denen durch langen (meist jahrelangen) und hohen Alkoholkonsum psychologische und neurobiologische Veränderungen stattgefunden haben. Dies macht es der betroffenen Person sehr schwer, den Alkoholkonsum ohne spezielle vielseitige Behandlung nachhaltig zu reduzieren, da eine Reihe unangenehmer und zum Teil gefährlicher Symptome auftreten kann.

Wer von der Alkoholabhängigkeit wegkommen möchte, braucht die Begleitung eines Suchtspezialisten, aber auch ärztliche Hilfe. Ein akuter Entzug benötigt medizinische Beobachtung und in vielen Fällen eine medikamentöse Behandlung, um gefährliche Komplikationen zu vermeiden und den Übergang in die angestrebte Abstinenz zu ermöglichen. In der Regel dauert diese Behandlung 10–25 Tage.

Ist der Entzug selbst abgeschlossen, so hat man damit zwar einen wichtigen Schritt getan, allerdings ist das Problem noch nicht beseitigt. An den Entzug schließt eine Entwöhnungsphase an, die rund ein Jahr dauern kann und mit einem hohen Rückfallrisiko verbunden ist. In dieser Zeit benötigt der Patient professionelle psychosoziale Begleitung, ärztliche Behandlung, in manchen Fällen eine Psychotherapie sowie andere unterstützende Maßnahmen.

Leider gibt es auch Menschen, bei denen aus verschiedenen Gründen keine Bereitschaft besteht, ihr Trinkverhalten zu ändern, selbst wenn eine umfassende professionelle Behandlung angeboten werden kann. In solchen Fällen können und sollen verschiedene schadenbegrenzende medizinische und unterstützende psychosoziale Maßnahmen offeriert werden, die nicht an eine Änderung des Alkoholkonsums gebunden sind.

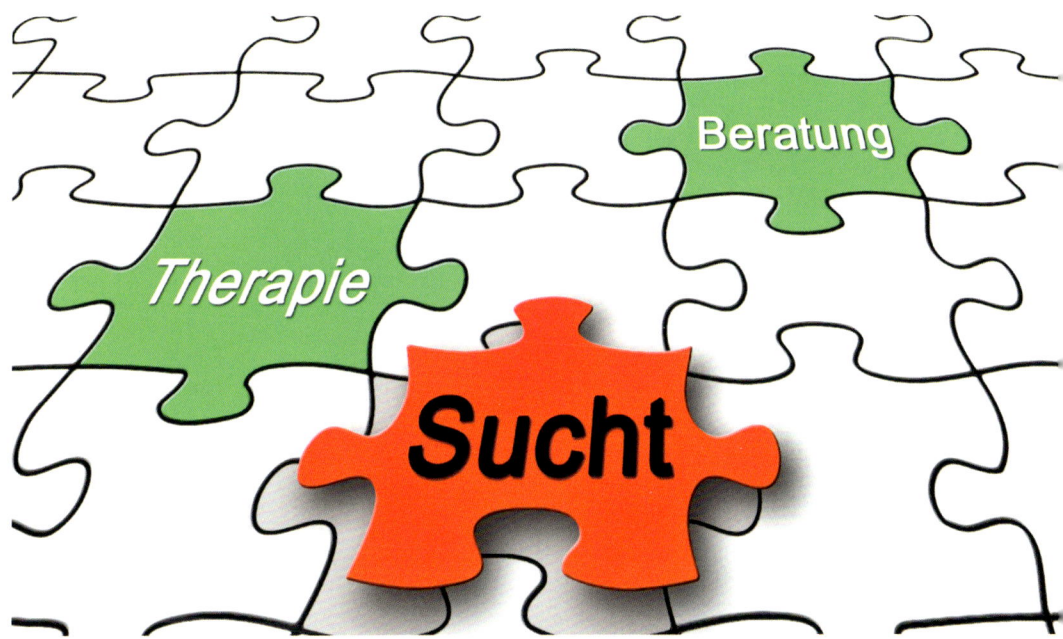

Behandlungsmöglichkeiten

Multiprofessionelle Suchtberatung und Betreuung

Der erste Schritt im Umgang mit einem vermeintlichen Alkoholproblem ist, sich einen Überblick zu verschaffen und die vordergründigsten Probleme zu lösen. Am besten gelingt das, wenn sich die betroffene Person an eine professionelle Beratungsstelle wendet.

Ist mein Alkoholkonsum zu hoch? Welche Probleme hängen damit zusammen? Wie können diese Probleme gelöst oder gelindert werden? – Die Beantwortung dieser Fragen kann erste Klarheit bringen.

Den Mut für eine notwendige Veränderung zu fassen und sich ein Bild über die möglichen Wege aus der Problematik zu verschaffen, wäre der zweite logische Schritt. Wie kann ich meinen Alkoholkonsum ordnen? Was ist dabei zu beachten? Welche Probleme können beim Versuch, meinen Alkoholkonsum zu reduzieren, auftreten? Wie verhalte ich mich, wenn das Verlangen nach Alkohol stärker wird? Wenn es nicht gelingt, den Alkoholkonsum unter Kontrolle zu bringen, was soll ich tun? – Diese und ähnliche Fragen beschäftigen die Menschen in unterschiedlichen Lebenssituationen und Stadien der Alkoholerkrankung. Ohne professionelle Hilfe ist es oft schwierig, rechtzeitig die richtigen Antworten zu finden und die entsprechenden Entscheidungen zu treffen. Die Mitarbeiter der Beratungsstellen haben die nötige Erfahrung und das Wissen, um die Betroffenen effektiv zu unterstützen.

Eine weitere wichtige Aufgabe der Beratungsstellen ist die Aufklärung und Beratung der Angehörigen von Menschen mit Alkoholproblemen. Dabei geht es darum, die Belastung der Angehörigen zu lindern und ihnen Werkzeuge an die Hand zu geben, wie sie selbst mit der Situation am besten umgehen können. Dadurch wird es möglich, dass Angehörige im Rahmen ihrer Möglichkeiten unterstützend wirken und den Betroffenen bestenfalls zur Teilnahme an einer Behandlung motivieren.

Abstinenz oder weniger trinken?
Beides sind mögliche Behandlungsziele

Reduktion des Alkoholkonsums als Behandlungsziel

Für jene, die eine ausgeprägte Abhängigkeit haben, besteht ein hohes Risiko der erneuten Steigerung des Alkoholkonsums. Oft kommen die Betroffenen nach mehreren frustranen Versuchen, den Alkoholkonsum dauerhaft in Grenzen zu halten, zu der Erkenntnis, dass nur die vollständige dauerhafte Alkoholabstinenz einen vernünftigen Ausweg bietet.

Bei Patienten, die zu viel trinken und den Wunsch nach Veränderung ihres Trinkverhaltens haben, sich aber eine vollständige Abstinenz nicht vorstellen können, kann die Reduktion des Konsums als pragmatisches Ziel festgelegt werden. Dieser Weg macht es möglich, die körperliche Belastung durch Alkohol erheblich zu lindern. Solange vom Patienten nur ein geordneter Alkoholkonsum als Alternative zur kompletten Abstinenz akzeptiert wird, kann die Therapiemethode des „kontrollierten Trinkens" angewendet werden. Diese Methode basiert auf dem systematischen Erlernen von Selbstkontrolle und kann bei einem Teil der Betroffenen eine langfristige Reduktion des Alkoholkonsums ermöglichen. Bessere Erfolge mit dieser Methode erzielen Menschen ohne Zeichen der schweren Alkoholabhängigkeit.

Abstinent werden und abstinent bleiben

Die Behandlung selbst erfolgt in zwei Phasen:
1. Akuter körperlicher Alkoholentzug
2. Entwöhnungstherapie

1. Der akute körperliche Entzug

Der erste Schritt in Richtung Abstinenz führt über die Alkoholentzugsbehandlung, die üblicherweise medikamentös unterstützt wird.

Bei hohem täglichem Alkoholkonsum, der über mehrere Monate oder länger besteht, führt das plötzliche Fehlen von Alkohol zu einem gravierenden Ungleichgewicht der Botenstoffe im Nervensystem, welches Entzugssymptome verursachen und schließlich die Nervenzellen schädigen kann. Zu den Entzugssymptomen zählen innere Unruhe, Zittern, Schlafstörungen, übermäßiges Schwitzen und Gereiztheit bis hin zu epileptischen Anfällen, Verwirrtheit und Delirium tremens (siehe dazu auch das Kapitel „Symptome" ab *Seite 65)*. Diese Auswirkungen sind nicht nur höchst unangenehm für den Betroffenen, sondern können auch gefährlich werden.

Daher ist es ratsam, einen Entzug nicht alleine auf eigene Faust zu machen, sondern ärztliche Hilfe in Anspruch zu nehmen.

Klinisch-psychologische Beratung und psychosoziale Betreuung während der Entzugsbehandlung

Bereits bei der Planung oder spätestens am Beginn eines Alkoholentzugs ist zu überlegen, ob Betreuungsmaßnahmen eingeleitet werden sollen, die zur Bewältigung von alkoholassoziierten oder unabhängig davon bestehenden Problemen notwendig sind. Solche Probleme – wie z.B. Beziehungskrisen, Arbeitslosigkeit, Wohnungslosigkeit oder Schulden – benötigen in vielen Fällen professionelle Hilfe und ihre Bewältigung kann die Chancen für den Therapieerfolg erheblich erhöhen.

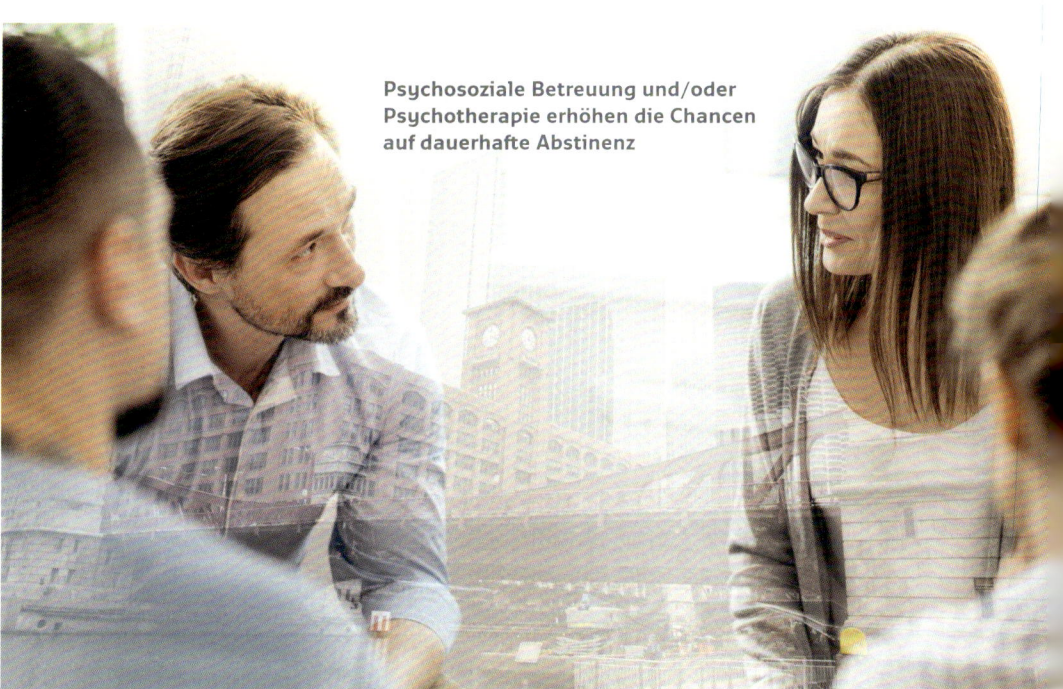

Psychosoziale Betreuung und/oder Psychotherapie erhöhen die Chancen auf dauerhafte Abstinenz

Ambulant oder stationär?

Ambulante Behandlung: In den meisten Fällen kann die Entzugsbehandlung ambulant, allerdings unter regelmäßiger ärztlicher Begleitung, durchgeführt werden. Zwei- bis dreimal pro Woche erfolgt eine kurze Kontrolle durch den Arzt, der dann eine Anpassung der Dosis vornimmt.
Voraussetzung für den ambulanten Entzug ist, dass der Patient keine körperlichen oder psychischen Erkrankungen hat, die sich im Entzug plötzlich verschlechtern könnten.

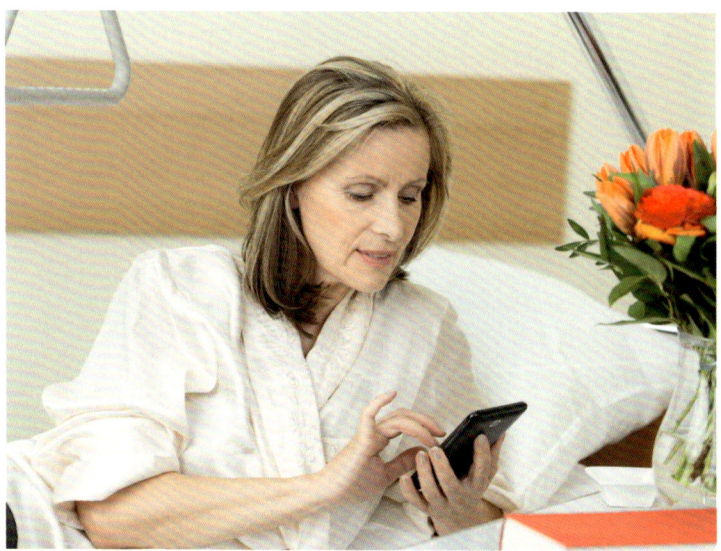

Oft ist eine stationäre Behandlung für Betroffene notwendig

Stationäre Behandlung: Die Notwendigkeit einer stationären Behandlung muss von einem Arzt festgestellt werden und ist in der Regel unter folgenden Voraussetzungen gegeben:

→ Der Patient benötigt eine sehr hohe Medikamentendosis, die entsprechend oft umgestellt werden muss.

→ Es liegt eine psychische Erkrankung (z.B. schwere Depression) vor, die sich während des Alkoholentzugs rasch verschlechtern kann.

→ Der Betroffene leidet unter einer körperlichen Krankheit, die im Entzug plötzlich entgleisen kann.

→ Der Patient lebt in einer sozialen Situation, in der es ihm so gut wie unmöglich ist, abstinent zu bleiben.

Medikamentöse Hilfe in der akuten Entzugstherapie

In der Regel werden in der Behandlung des Alkoholentzugs Benzodiazepine eingesetzt. Diese Medikamente vermindern die Erregbarkeit der Nervenzellen und reduzieren folglich nicht nur Symptome wie Schlafstörungen und innere Unruhe, sondern beugen auch gefährlichen Auswirkungen des Entzugs, wie epileptischen Anfällen und Delirium tremens, vor. Die Medikamente werden in der Regel nicht länger als zwei bis vier Wochen in absteigender Dosierung angewendet. Die Dosis wird im Laufe der Behandlung unter ärztlicher Aufsicht stufenweise verringert und ausgeschlichen.

Vorsicht: Diese Medikamente dürfen nicht mit Alkohol kombiniert werden!

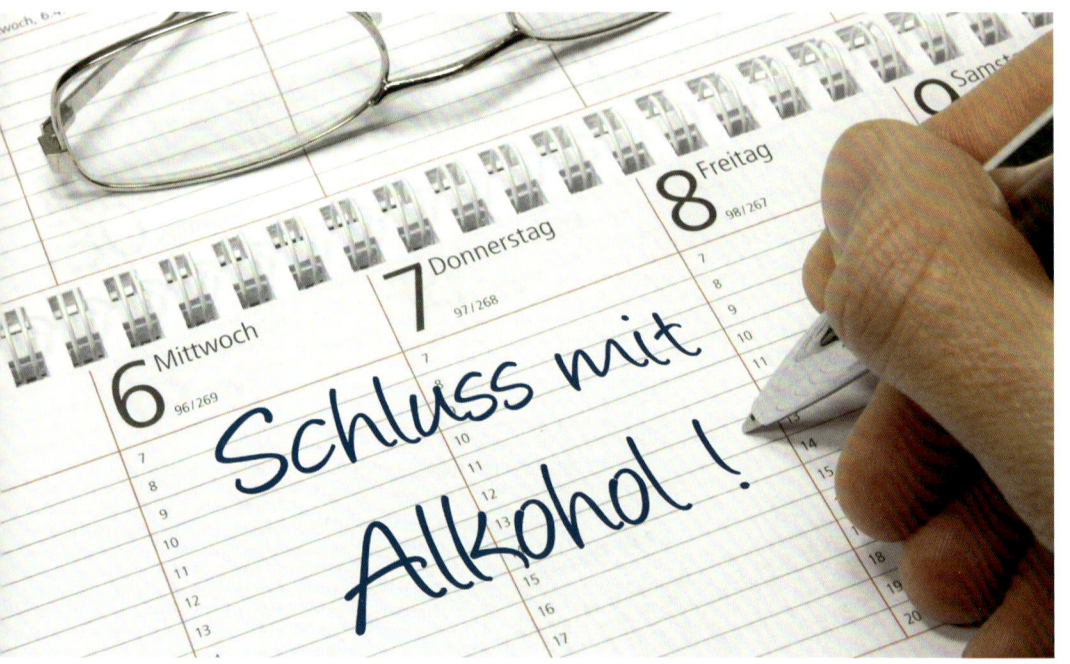

2. Die Entwöhnung

Ist der Alkoholkranke nach einem erfolgreichen Entzug abstinent, müssen noch weitere Schritte gesetzt werden. Denn es
braucht viele Monate, bis das Gleichgewicht der Botenstoffe
wieder ganz stabil und die Funktionsfähigkeit des Gehirns im
alkoholfreien Zustand wiederhergestellt ist. Die Patienten leiden häufig an „kleinen Entzugssymptomen", die zwar nicht
mehr gefährlich, aber doch sehr unangenehm sind. Sie sind oft
rasch ermüdbar, haben Schlafstörungen, häufig diffuse Angst-
und Unruhezustände sowie Stimmungsschwankungen.
Da das Belohnungssystem im Gehirn noch stark auf Alkohol
reagiert, können bereits Gedanken an Alkohol oder mit Alkohol
in Verbindung gebrachte Situationen plötzlich wieder Verlangen auslösen, obwohl der Betroffene fest entschlossen war,
abstinent zu bleiben. Das Belohnungssystem muss sich erst

langsam darauf einstellen, andere Reize außer Alkohol als „lustvoll" wahrzunehmen. Der Abstinente muss wieder lernen, sein Leben mit anderen Genüssen zu bereichern und sich auch ohne Alkohol gut zu fühlen.

Daher kommt es bei vielen Betroffen immer wieder zu meist kurzfristigen Wellen des Alkoholverlangens („Craving"; siehe *Seite 75),* die durch entsprechende Situationen, Erinnerungen oder psychische Belastungen ausgelöst werden können. Sehr oft treten diese Zustände unvermittelt auf und stellen für den Patienten eine große Herausforderung dar. Zudem können dabei wichtige Erkenntnisse über die Anfälligkeit in bestimmten Risikosituationen zutage treten, die für eine individuelle Therapie von Nutzen sein können.

In den ersten Wochen und Monaten der Abstinenz können sich bei manchen Betroffen Symptome anderer psychischer Erkrankungen zeigen, die durch den Alkoholkonsum in den Hintergrund getreten sind. Da der Alkohol Depressionen, Angststörungen oder die Neigung zu heftigen emotionalen Schwankungen nur vorläufig verschleiert, können sich diese Symptome am Beginn der Abstinenz wieder zeigen. Eine gezielte fachliche Behandlung ist in diesen Fällen sehr hilfreich.

Aus diesen Gründen ist in den ersten ein bis zwei Jahren der Abstinenz eine kombinierte medizinische und psychosoziale Abstinenzerhaltungstherapie von großem Vorteil, um dem Patienten zu helfen, abstinent zu bleiben, nicht in alte Muster zurückzufallen und eventuelle Rückfälle zu überwinden. Für viele Patienten ist auch die Unterstützung durch Menschen in ähnlicher Situation im Rahmen einer Selbsthilfegruppe eine nützliche Option.

Umgang mit Rückfällen

Entwöhnung ist ein sehr komplexer Lernprozess. Die Betroffenen verstehen in dieser Zeit zusehends, wie sie als Person in allen ihren Aufgaben ohne Alkohol funktionieren und wie sie ihr Wohlbefinden vom Alkohol entkoppeln können. Rückfälle sind Teil dieses Lernprozesses. Ein Rückfall stellt für den Betroffenen auf seinem Weg zur Abstinenz zwar ein Hindernis dar, kann aber oft neue Erkenntnisse bringen, wenn die Rückfallauslöser analysiert und verstanden werden. Der ehestmögliche Kontakt mit einem Spezialisten ist hier immer das Mittel der Wahl.

Suchtspezifische Beratung

Diese Form der Unterstützung kann in jeder Phase der Alkoholerkrankung eingesetzt werden. In der Entwöhnungsphase brauchen die Patienten gezielte Unterstützung im Umgang mit alltäglichen Herausforderungen.

Psychosoziale Betreuung

Die vielfältigen sozialen Probleme, die bei den Betroffenen oft über Jahre entstanden sind, können mit dem Entzug allein nicht gelöst werden. Sozialarbeiter bieten hier Unterstützung bei schwierigen Fragen. Private, rechtliche und finanzielle Probleme sowie eine unklare Wohn- und Arbeitssituation können dabei Themen sein, die sich durch professionelle Hilfe in den Griff bekommen lassen. Das Ziel dabei ist eine Erhöhung der Erfolgschancen und eine allgemeine Steigerung der Lebensqualität der Betroffenen.

Hilfe nach dem Entzug

Psychotherapie

Psychotherapie ist eine effektive Methode, um langfristige Veränderungen von festen und ungünstigen Wahrnehmungs-, Denk- und Verhaltensmustern zu erarbeiten. Damit können verschiedene psychische Symptome und Probleme häufig verringert werden. Auch in der Behandlung von Patienten mit Suchtproblematik hat Psychotherapie einen hohen Stellenwert. Zu beachten sind immer die aktuelle Phase der Erkrankung, die jeweilige Konstellation der Symptome und Defizite sowie die Motivation des Patienten.

Patienten, die durch eine oder bei Bedarf mehrere der angeführten Maßnahmen betreut werden, haben wesentlich größere Chancen, auf Dauer abstinent zu bleiben, als Patienten, die nur einen körperlichen Entzug machen.

Medikamentöse Hilfe in der Entwöhnungsphase

Medikamente zur Behandlung der Alkoholkrankheit können helfen, das durch den Alkohol gestörte Gleichgewicht der Botenstoffe im Gehirn wieder herzustellen. Aber diese Medikamente können – wie bei allen anderen psychischen Erkrankungen – nur im Rahmen einer vielseitigen Betreuung, die auch psychologische und soziale Maßnahmen umfasst, ihre volle Wirkung entfalten.

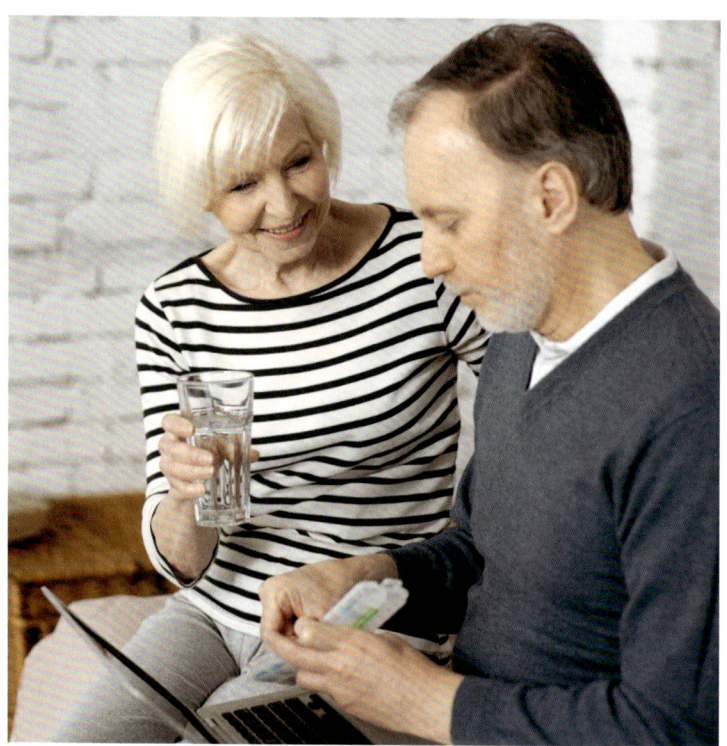

Medikamente
lindern die
Entzugssymptome

Acamprosat: Die Wirkung dieser Substanz beruht auf der Wiederherstellung des Gleichgewichts zwischen hemmenden und erregenden Botenstoffsystemen im Gehirn. Es werden die aus einem Ungleichgewicht resultierenden Symptome, die vor allem in den ersten Monaten nach dem Entzug auftreten und einen Rückfall begünstigen, verringert.

Naltrexon: Medikamente mit diesem Wirkstoff reduzieren die Überempfindlichkeit des Belohnungssystems auf alkoholbezogene Reize. Es kommt daher seltener zu einem starken Alkoholverlangen und das Risiko für einen Rückfall wird verringert. Auch bei einem kurzen Rückfall können diese Medikamente die Dauer und die Schwere des Rückfalls reduzieren.

Alle Details der Behandlung mit diesen Medikamenten sollten mit einem Facharzt besprochen werden.

Eine Reihe weiterer Medikamente kann in Einzelfällen zur Unterstützung von Patienten mit Alkoholabhängigkeit eingesetzt werden. Eine gut begründete Indikation, ein überlegtes Behandlungsregime sowie die engmaschige ärztliche Überwachung der Nebenwirkungen und des Therapieerfolges sind hier unerlässlich.

So gehe ich mit dem Verlangen nach Alkohol um:

→ Seien Sie sich darüber im Klaren, dass das plötzlich (wieder) auftretende Verlangen nach Alkohol vergeht. Meist dauert es nur einige Minuten, in denen man stark bleiben muss.

→ Versuchen Sie, typische Situationen herauszufinden. Welche äußeren oder seelischen Faktoren erhöhen Ihr Verlangen nach Alkohol? Diese sind individuell verschieden.

→ Lernen Sie aus der Erfahrung. Mit welchen ersten Anzeichen kündigt sich eine gefährliche Situation an? Seien Sie vorbereitet.

→ Akzeptieren Sie, dass solche Situationen immer wieder auf Sie zukommen werden. Sehen Sie darin auch die Chance, das Verlangen selbst zu kontrollieren.

→ Trennen Sie kritische Situationen von Alkohol. Legen Sie sich Rituale zurecht, mit denen Sie sich vom Gedanken an Alkohol ablenken können. Das kann einfaches Zählen oder sportliche Betätigung sein. Jede Aktivität, mit der Sie den früher gewohnten Griff zum Alkohol ersetzen, ist geeignet.

Ihre Fragen – unsere Antworten

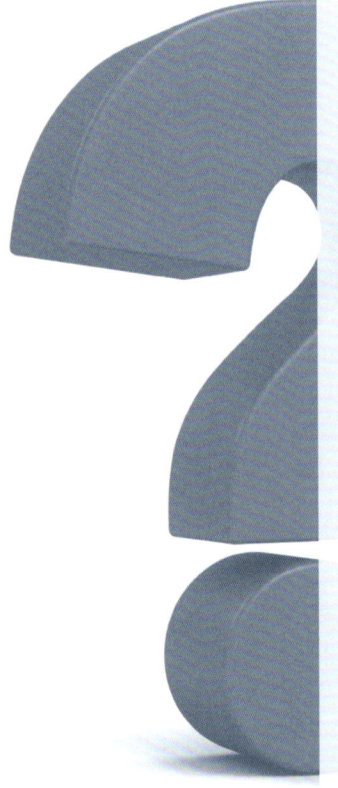

→ *Wie lange dauert eine Entzugsbehandlung?*
Die Behandlung gliedert sich in zwei Phasen: den körperlichen Entzug und die Entwöhnungsphase. Der körperliche Entzug dauert in der Regel zwischen zwei und vier Wochen. Die Entwöhnungsphase, in der der bereits abstinente Patient weiterhin ärztliche und psychosoziale Betreuung benötigt, kann ein bis zwei Jahre in Anspruch nehmen.

→ *Warum ist nach dem Entzug eine Entwöhnung notwendig?*
Es dauert in der Regel viele Monate, bis sich die körperlichen und geistigen Veränderungen, die durch den Alkohol entstanden sind, wieder normalisieren. Diese Normalität stellt sich jedoch nicht automatisch ein. Für eine nachhaltige Wirkung braucht es Zeit und Unterstützung.

→ *Was bewirken Medikamente bei Entzug und Entwöhnung?*

Während des körperlichen Entzugs muss sich das Nervensystem völlig umstellen, weil plötzlich der Alkohol fehlt, der das Belohnungssystem lange und stark angeregt hat. Daher treten teils unangenehme, teils sogar gefährliche Entzugssymptome auf. Diese können durch Medikamente gemildert oder verhindert werden.

Medikamente, die während der Entwöhnungsphase zum Einsatz kommen, unterstützen die Wiederherstellung des Gleichgewichts der Botenstoffe im Gehirn und verringern die Überempfindlichkeit gegenüber alkoholbezogenen Reizen. Damit können sie einerseits dem Patienten das Leben erleichtern und andererseits Rückfälle verhindern.

→ *Warum ist eine langfristige psychosoziale Betreuung wichtig?*

Die Umstellung nach einer oft langjährigen Alkoholabhängigkeit ist ein langsamer und komplexer Prozess. Menschen in dieser Phase des Umbruchs sind verschiedenen Belastungen ausgesetzt, da sie ihr Leben neu organisieren müssen. Gleichzeitig sind sie anfällig für Stress und Überforderung, was häufig zu Rückfällen und Wiederkehr der Alkoholkrankheit führen kann. In den ersten ein bis zwei Jahren der Behandlung wird daher der regelmäßige Kontakt zu Spezialisten empfohlen, die den Betroffenen in schwierigen Zeiten zur Seite stehen und ihnen helfen, mit psychischen und sozialen Herausforderungen umzugehen und eine hohe Lebensqualität (wieder) aufzubauen.

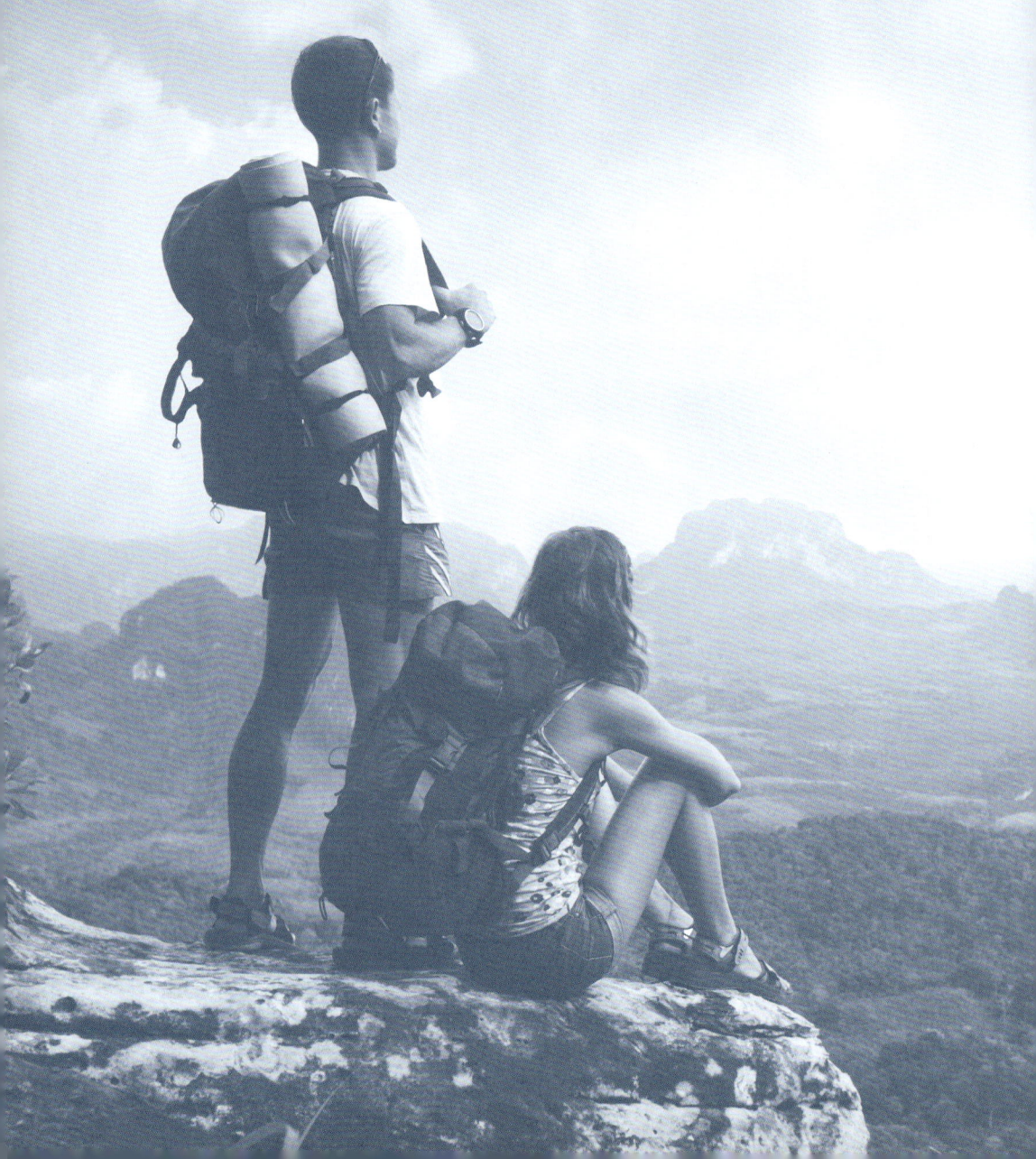

Alltag

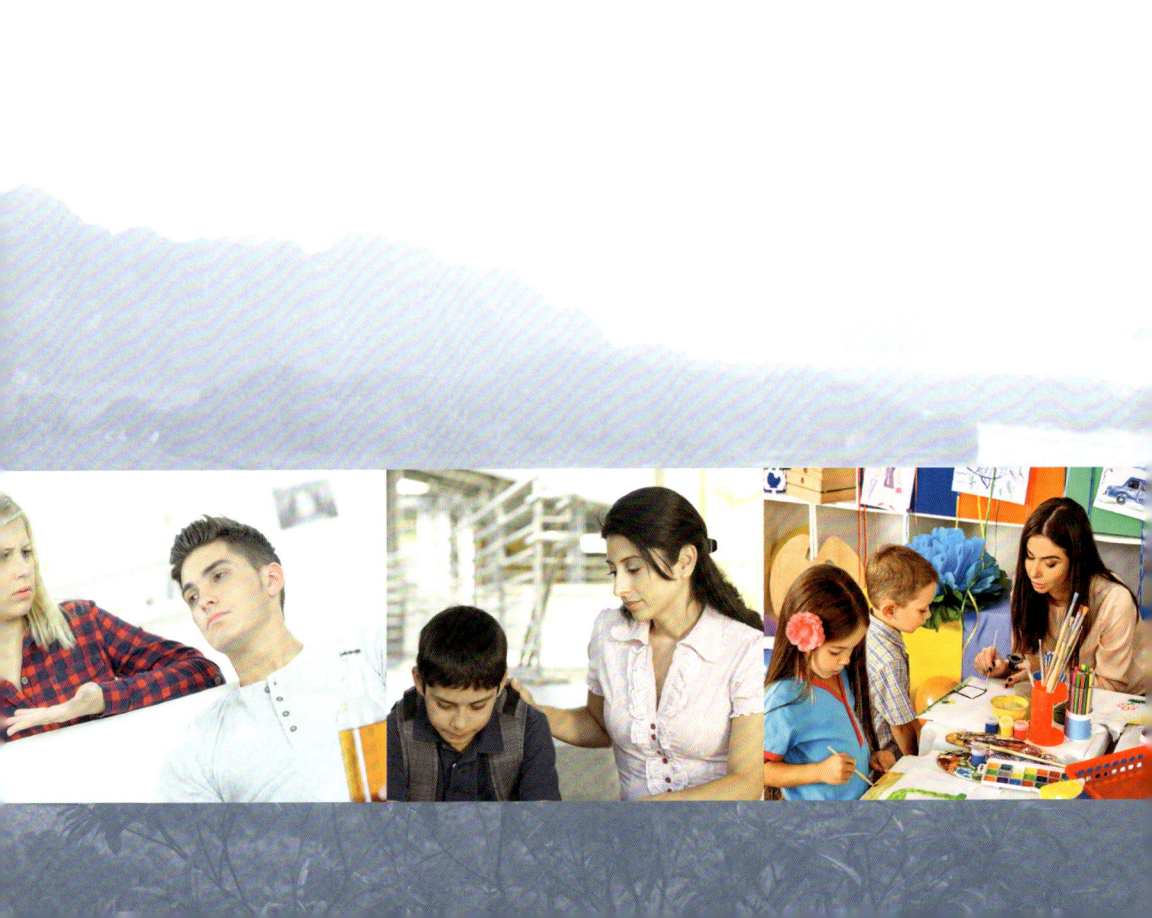

KAPITEL 8

Beruf, Familie, Umfeld

Irgendwann kannst du nicht mehr ...

Es war mein 40. Geburtstag. Die Feier mit all unseren Freunden hatte so schön begonnen. Alle unterhielten sich blendend, Restaurant, Essen, Stimmung – alles wunderbar! Am wunderbarsten: Andreas trank nur Säfte und Wasser. Er war seit Monaten „trocken" und ich war so stolz auf ihn.

Nach seinen vier vergeblichen Versuchen, mit dem Trinken aufzuhören, und nach zahlreichen mehr als unschönen Szenen zwischen uns hatte ich bereits beschlossen, ihn zu verlassen. „Bitte bleib! Diesmal schaffe ich es!", flehte er. Ich gab ihm noch eine letzte Chance. Und bei meinem Fest, da dachte ich: Er hat es wirklich geschafft!

Irgendwann im Laufe des Abends bot ihm dann ein sogenannter Freund ein Glas Wein an. „Geh, nur zum Anstoßen. Sei nicht so fad", animierte er Andreas. Der lehnte erst ab, dann nahm er einen Schluck. Und noch einen ... Als das Glas leer war, beeilte er sich mit dem Nachschenken. Die Party ging noch eine Weile weiter, für mich gab es aber keinen Grund mehr, zu feiern. Ganz im Gegenteil.

Ich fuhr mit dem Taxi nach Hause und ließ ihn stockbetrunken mit unseren Gästen im Restaurant zurück. Für mich war die Grenze erreicht. Ich hatte zum letzten Mal entschieden, dass ich dieses Leben nicht mehr wollte.

Inzwischen leben wir seit zwei Jahren getrennt. Er hat in dieser Zeit keinen Tropfen Alkohol mehr angerührt. Doch ich traue dem Frieden nicht. Meine Angst vor einem neuerlichen Rückfall ist zu groß. Wir sehen einander regelmäßig, machen hin und wieder gemeinsam Urlaub, wir spielen Golf, gehen miteinander essen oder ins Theater. Aber für ein Zusammenleben bin ich nicht bereit. Vielleicht eines Tages ...

Christine, 42

Als Partner steht man ständig unter Spannung

Unter der Alkoholkrankheit leiden in der Regel nicht nur die Patienten selbst, sondern auch deren gesamtes Umfeld – Familie, Freunde, Arbeitskollegen und Vorgesetzte. Für sie alle stellt sich die Frage, wie man mit dem Betroffenen umgehen soll, wie man ihm helfen kann und wie man verhindert, dass er für sich selbst und für andere zur Belastung oder gar zur Gefahr wird. Einen besonderen Stellenwert nehmen Kinder von Alkoholkranken ein, deren Entwicklung je nach Alter durch einen suchtkranken Elternteil beeinträchtigt werden kann.

Alkohol in der Familie

Als Partner/Angehöriger eines Suchtkranken steht man ständig unter einer gewissen Spannung. Wird er heute wieder zu viel trinken? Wird er mich blamieren? Wird er das Familienfest schmeißen, im Job auffallen, gewalttätig werden? Wie kann ich verhindern, dass die Kinder dadurch geschädigt werden? Wie kann ich ihn davon wegbringen? Inwieweit trage ich eine Mitschuld?

Die Krux mit der Co-Abhängigkeit

Im Zusammenhang mit Bezugspersonen von Alkoholabhängigen wird oft von Co-Abhängigkeit gesprochen. Dieser Ausdruck war und ist noch immer sehr populär. Anfänglich wurde damit das Leiden der Partner von Alkoholkranken in den Vordergrund gestellt. Es wurde darauf aufmerksam gemacht, dass auch Bezugspersonen Unterstützung bzw. eine Therapie benötigen, weil sie alleine mit dem Problem nicht klarkommen.

Da aber nicht nur die/der Alkoholkranke Einfluss auf die Partnerin/den Partner hat, sondern natürlich auch deren/dessen Verhalten die Abhängige/den Abhängigen beeinflusst – in positivem wie in negativem Sinne –, stand sehr bald die Suche nach den „falschen Verhaltensweisen" der Bezugsperson im Mittelpunkt der Co-Abhängigkeitsdiskussion. Angehörige wurden über diesen Begriff allmählich in die Rolle von Schuldigen gedrängt, die aufgrund eigener Persönlichkeitsstörungen die Sucht der Partnerin/des Partners mitbeeinflussen oder sogar verstärken.

Angehörige von Suchtkranken leiden zwar öfter unter psychischen Problemen als die Durchschnittsbevölkerung (teilweise als Folge von Alkoholproblemen in der Familie), was mitunter die Problematik des alkoholkranken Partners verstärkt oder aufrechterhält. Generell sollte in diesem Zusammenhang jedoch nicht von „Schuld" oder „Schuldzuweisung" die Rede sein! Es gibt keinen Zweifel daran, dass sich Angehörige möglichen Forderungen der Alkoholkranken nicht bedingungslos unterwerfen sollen und gewisse Grenzen setzen müssen. Aber die oft formulierte kategorische Forderung, Alkoholkranke in keiner Weise zu unterstützen, ist sowohl unmenschlich als auch häufig kontraproduktiv.

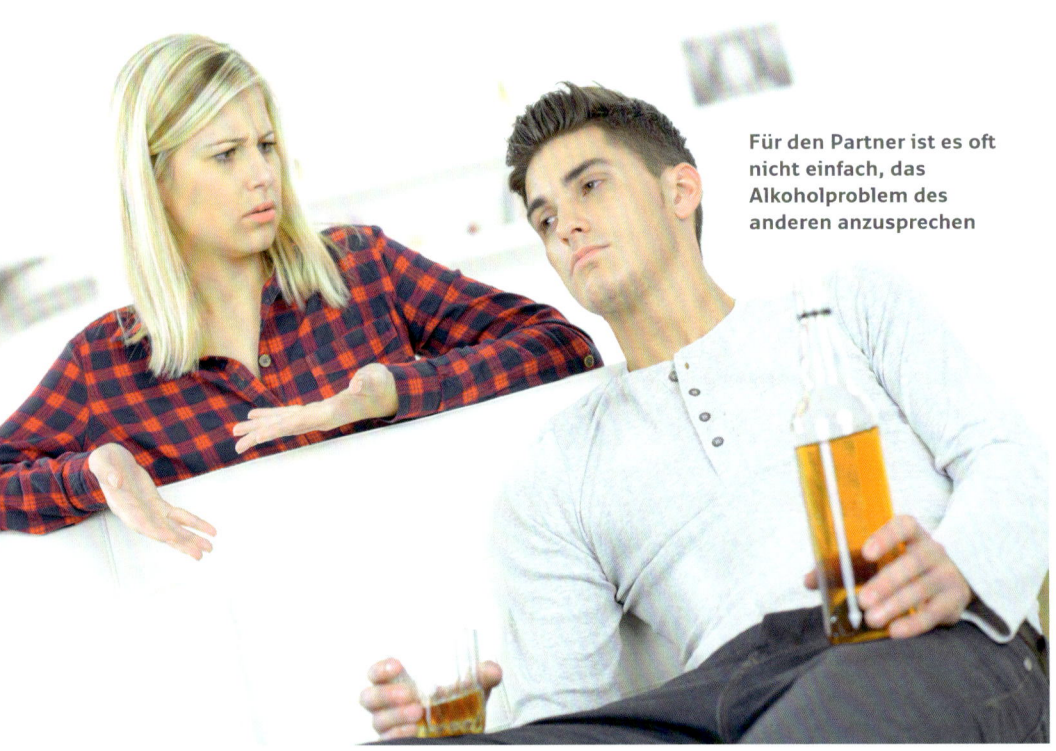

Für den Partner ist es oft nicht einfach, das Alkoholproblem des anderen anzusprechen

Experten stehen dem Begriff „Co-Abhängigkeit" daher heute oft skeptisch gegenüber. Mittlerweile setzt man eher auf motivierende Gespräche. Dabei wird der Patient als gleichrangiger Partner gesehen, dem man die Chance einräumen muss, sich schrittweise und ohne Druck für eine Veränderung des Trinkverhaltens und, wenn notwendig, für eine professionelle Behandlung zu entscheiden.

Wie weit darf Unterstützung gehen?

Angehörige und Bezugspersonen von Suchtkranken geraten regelmäßig in Situationen, in denen sie sich in einem Dilemma gefangen fühlen und sich vielleicht fragen: Soll der Betroffene die Konsequenzen seiner Abhängigkeit spüren und kann ich es auf diese Weise schaffen, dass er zur Einsicht kommt? Unterstütze ich mit meinem Verhalten etwa seine Erkrankung?

Zwei extreme Beispiele veranschaulichen das mögliche Dilemma:

1. Der Familienvater liegt betrunken oder mit einem schweren Kater im Bett, kann nicht zur Arbeit gehen und bittet seine Frau: „Ruf in der Firma an und sag, ich bin krank." – Was soll die Ehefrau tun? Unterstützt sie die Sucht mit einer Lüge? Oder lässt sie den Partner anrennen? In den meisten Fällen wird man nicht riskieren, dass der Ehemann seinen Job verliert und damit die Familie auch noch in finanzielle Probleme gerät. Gnadenlos auf der Wahrheit zu bestehen, ist hier für viele wohl eine etwas überzogene Härte.

2. Die Ehefrau hat getrunken und greift zum Autoschlüssel: „Ich fahre jetzt Wein kaufen. Oder bringst du mir ein paar Flaschen mit?" – Was tun? Auch hier gibt es keine einfache Lösung. Besteht die Gefahr, dass die Frau alkoholisiert mit dem Auto fährt, wird man eher dazu tendieren, diesen Wunsch zu erfüllen. Vor allem dann, wenn das Problem noch nicht angesprochen wurde und die Einsicht und die Diagnose einer Alkoholkrankheit noch gar kein Thema sind.

Wie so oft kann hier keine generalisierte Antwort auf die Frage „Was ist richtig?" gegeben werden. Welches Verhalten sinnvoll ist, hängt von der konkreten Situation und den Rahmenbedingungen ab. Wer sich in so einem Dilemma wiederfindet und zu Recht verunsichert ist, soll und kann professionelle Unterstützung für sich in Anspruch nehmen.

Was tun als Partnerin oder Partner?

Wichtig für Partnerinnen bzw. Partner von Menschen mit einem Alkoholproblem ist es, dass sie auf sich selbst gut achtgeben. Für sie soll die Frage im Zentrum stehen: „Wie kann ich für mich einen guten Weg finden, um mit der Situation umzugehen?" Es ist nicht Aufgabe und Rolle des Partners oder des Umfeldes, den Betroffenen in eine Therapie zu bringen. Vielmehr sind Sie als Partnerin bzw. Partner primär für sich selbst verantwortlich. Erst wenn Sie diese Grundlage berücksichtigen, können Sie eine wirkliche Unterstützung für den Betroffenen sein.

Als Partner steckt man damit oft in einer Zwickmühle zwischen dem Wunsch nach Veränderung und der Notwendigkeit, die persönliche Freiheit des anderen zu respektieren. Das kann dazu führen, dass eine sinnvolle Unterstützung oft erst sehr spät kommt und das Problem aufgeschoben wird. Zudem gibt es große Unterschiede, wie offen Probleme in einer Beziehung angesprochen werden können und wie offen die Partnerin/der Partner für Anmerkungen hinsichtlich des eigenen Verhaltens ist. Wie man den richtigen Ton trifft, hängt von der Art der Beziehung und des persönlichen Kommunikationsstils des Paares ab.

Wenn in einer Beziehung ein wertschätzender Austausch nicht etabliert ist, können auch das Ansprechen eines Alkoholproblems und der Umgang damit schwierig werden. Auch in diesem Fall können Spezialisten einer Beratungsstelle helfen, die passende individuelle Lösung zu finden: Liegt hier ein Alkoholproblem vor? Wie wirkt sich dieses Problem auf die Beziehung aus? Gab es schon Versuche, mit dem Betroffenen darüber zu sprechen? Welche Auswirkungen hatte dieses Gespräch? – Antworten auf diese und ähnliche Fragen werden helfen, das Ausmaß des Problems einzuschätzen, den Beziehungsstil in der Partnerschaft zu verstehen und eine Lösungsstrategie zu erarbeiten.

Es ist jedoch nicht immer möglich, sich vor einem Gespräch mit der Partnerin/dem Partner über Alkohol beraten zu lassen. Meist entstehen solche Gespräche – oft in einer Konfliktsituation – spontan und verlaufen emotional. Wenn das geschieht, verlässt man häufig die sachliche Ebene des Gesprächs und das Gegenüber kann sich unter Druck gesetzt fühlen. In solchen Situationen wird man nicht weiterkommen und die grundsätzlich gut gemeinte Absicht wird ganz anders aufgenommen.

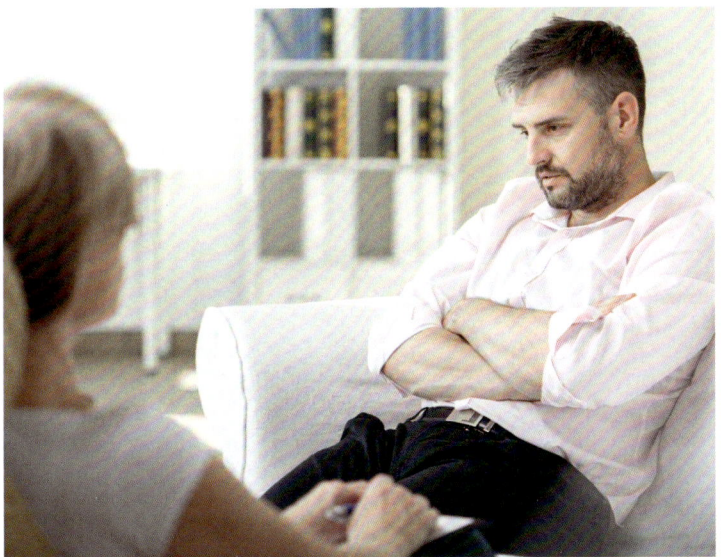

„Was willst du? Ich habe kein Problem mit Alkohol!" – So reagieren viele, wenn man das Thema zum ersten Mal anspricht

Tipps für ein Gespräch mit der Partnerin oder dem Partner:

→ Schauen Sie zunächst auf sich selbst und suchen Sie, wenn möglich, Unterstützung.

→ Dann können Sie eine konkrete Situation ansprechen, die Ihnen Sorge bereitet.

→ Vermeiden Sie Verallgemeinerungen oder die Vermischung verschiedener Probleme, bleiben Sie konkret.

→ Wenn Sie das Gefühl haben, dass Ihr Partner offen für das Gespräch ist, teilen Sie ihm mit, welche Gefühle die besagte Situation bei Ihnen auslöst. Ist es die Sorge um seine Gesundheit oder die Angst um die gemeinsame Existenz oder die Hilflosigkeit seinem Verhalten gegenüber?

→ Versuchen Sie, klar und ruhig zu sprechen, und machen Sie Pausen, wenn Sie Pausen brauchen.

→ Vermeiden Sie Vorwürfe und bleiben Sie einfach Sie selbst.

→ Versuchen Sie, Ihr konkretes Bedürfnis deutlich zu formulieren – sei es eine Verhaltensänderung oder der Wunsch, dass sich der andere helfen lassen soll. Je klarer Sie dies ausdrücken, desto besser.

→ Es ist auch hilfreich, in einem Gespräch zu einem schwierigen Thema eine konkrete Bitte, einen konkreten Wunsch an den Partner zu richten. Auch wenn es nur um eine kleine Veränderung geht, kann dies der Anfang eines neuen gemeinsamen Weges werden.

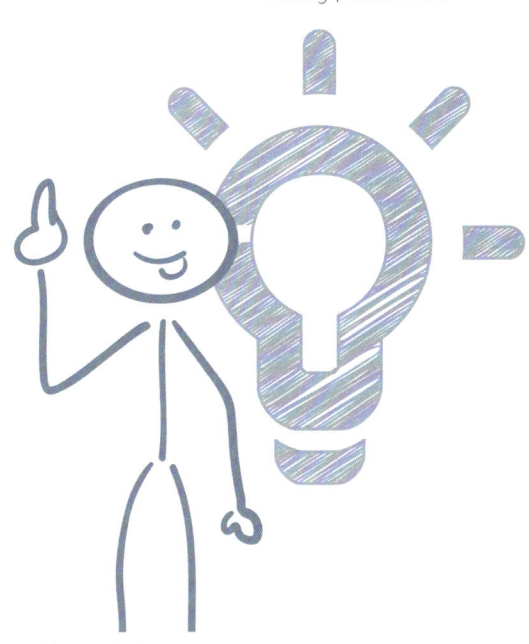

Wissen in Kürze:

Zwangsbehandlung

Nach österreichischem Recht ist eine Zwangsbehandlung bei psychiatrischen Erkrankungen nur dann möglich, wenn der Kranke eine extreme akute Gefährdung für sich selbst oder für andere darstellt. Auch bei einer Suchterkrankung wie der Alkoholkrankheit darf eine Zwangsbehandlung nur dann angewendet werden, wenn schwere psychische Komplikationen auftreten, die eine Selbst- oder Fremdgefährdung zur Folge haben. Aber auch dann ist die Dauer einer Zwangsbehandlung auf das Nötigste begrenzt. Es handelt sich in solchen Fällen um eine Notfallversorgung; eine suchtspezifische Behandlung kann in diesem Rahmen in der Regel nicht stattfinden.

Wenn jemand in betrunkenem Zustand eine Straftat begangen hat (z.B. Rauferei, Zerkratzen von Autos etc.), kann vom Gericht zusätzlich zur Strafe verfügt werden, dass sich die/der Betreffende einer Entwöhnungsbehandlung unterziehen soll, allerdings nur, wenn sie/er selbst zustimmt.

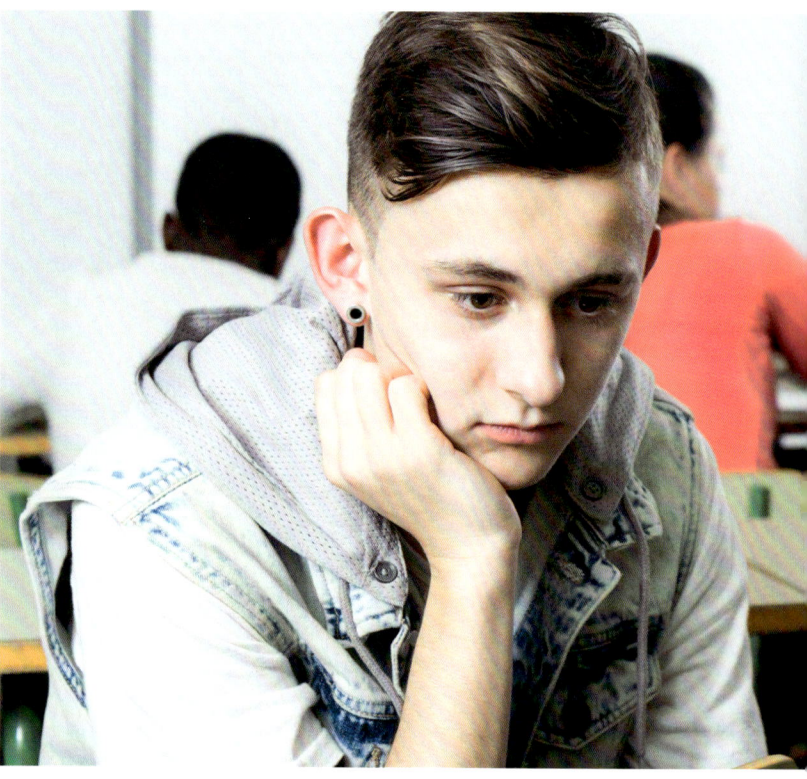

Und wie geht es den Kindern?

Rund 10% aller Kinder und Jugendlichen in Österreich leben in einer Familie, in der zumindest ein Elternteil alkoholabhängig ist. Annähernd 50% sind mit Alkoholkrankheit im weiteren Familienkreis konfrontiert.

Aus der Präventionsforschung ist bekannt, dass die Kinder von alkoholabhängigen Eltern ein vielfach erhöhtes Risiko haben, später selbst eine Abhängigkeit, eine Verhaltensstörung oder andere psychische Probleme, wie Ängste, Depressionen, Hyperaktivität oder Beziehungsstörungen, zu entwickeln. Denn alkoholkranke Eltern sind oft nicht imstande, dem Kind die für seine gesunde Entwicklung nötige sichere Bindung zu geben.

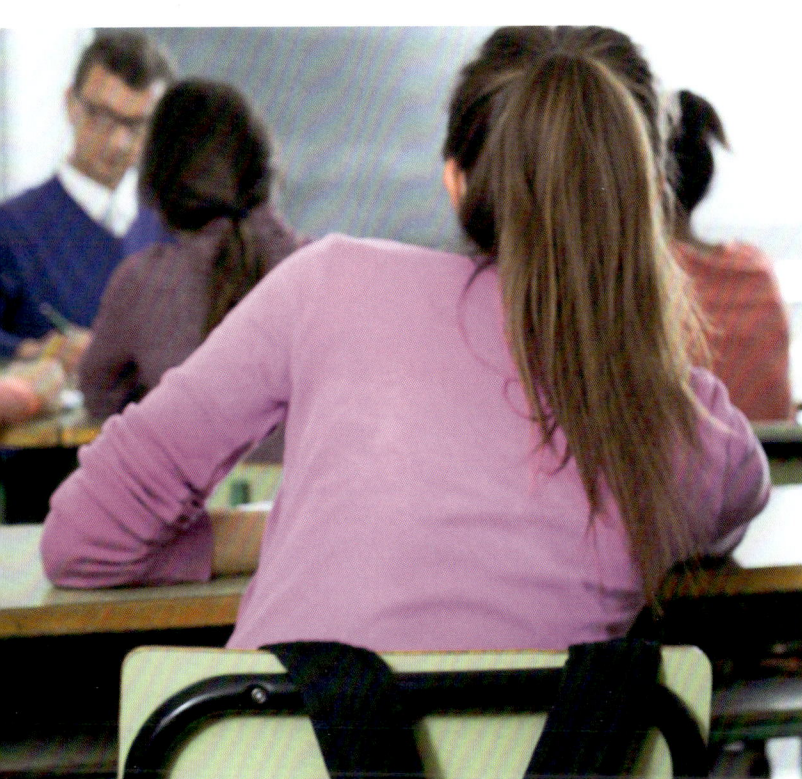

Stressfaktoren für das Kind

Kinder leiden unter dem alkoholbedingten Verhalten der Eltern. Diese sind oft instabil, zeigen extreme Gefühlsschwankungen, sind manchmal sehr lieb, dann wieder kalt oder aggressiv, ihre Reaktionen sind unvorhersehbar, man kann sich nicht auf sie verlassen. Dazu kann häufig auch eine Vernachlässigung des Kindes kommen, wenn der kranke Elternteil auf den Alkoholkonsum fokussiert ist. Darüber hinaus haben Kinder aus alkoholbelasteten Familien durch Scheidung, Wohnortwechsel etc. öfter als andere mit Verlusterlebnissen zu kämpfen.

Alle diese Faktoren führen für das Kind zu extremen Belastungen und können seine Entwicklungsmöglichkeit einschränken. Besonders beeinträchtigt in ihrer Entwicklung werden Kinder in den ersten Lebensjahren, wenn Vertrauen und Selbstsicherheit aufgebaut werden sollen.

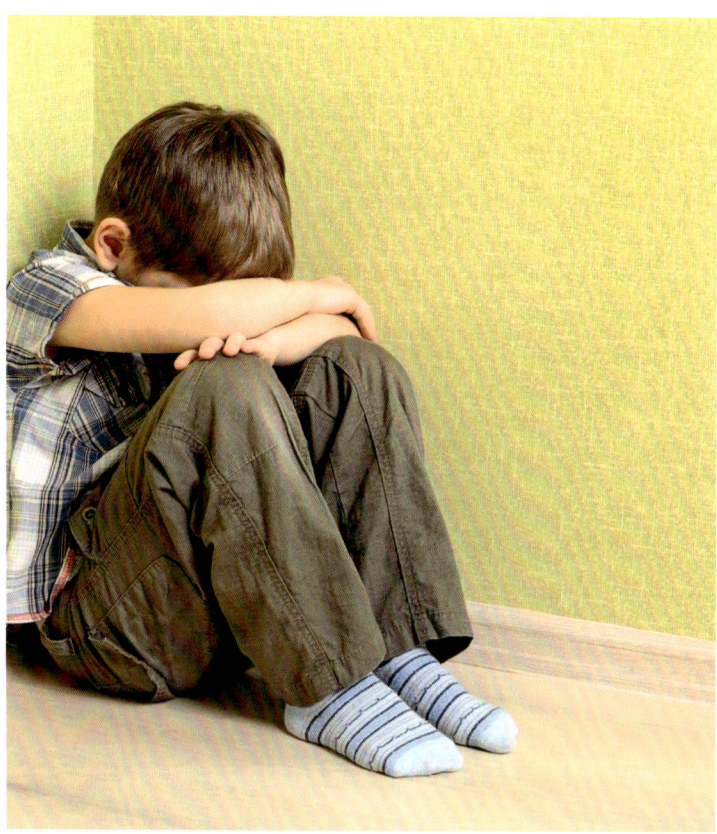

Ein alkoholkranker Elternteil bedeutet für Kinder eine extreme Belastung, Angst, Unsicherheit, Scham

Typische Rollenmuster

Auch die weitere Kindheit und Jugend ist geprägt durch Ängste, Unsicherheit, Scham, Verschweigen und Lügen. Sehr oft übernehmen Kinder aus alkoholbelasteten Familien in der Folge typische Rollenmuster, hinter denen aber nicht immer ein Alkoholproblem in der Familie stecken muss:

→ **Der Verantwortliche:** Manche übernehmen als Ausgleichsstrategie die Verantwortung in vielen Situationen, um diese aktiv bewältigen zu können.

→ **Das schwarze Schaf:** Andere werden rebellisch und widerspenstig, wodurch sie vom eigentlichen Problem ablenken.

→ **Der Stille:** Rückzug und übertriebene Anpassung sind eine weitere Strategie. Diese Kinder sind sehr still, pflegeleicht, eher apathisch und wollen nirgends anecken.

→ **Der Clown:** Die Rolle des beliebten Klassenkasperls und Clowns, der immer für gute Stimmung sorgt, kann ebenfalls eine Bewältigungsstrategie sein.

Interessanterweise sind nicht alle Kinder durch das familiäre Problem gleichermaßen betroffen. Ein relevanter Teil jener Menschen, die eine extrem belastete Kindheit hatten, verfügt über eine so große psychische Widerstandskraft (Resilienz), dass es ihnen gelingt, diese Belastungen weitgehend unbeschadet zu überstehen. Man geht daher davon aus, dass die psychische Widerstandskraft eines Menschen teilweise auch genetisch bedingt ist.

Kinder brauchen Hilfe!

Kinder, die mit einem alkoholkranken Elternteil aufwachsen, brauchen Hilfe sowie besondere Unterstützung und Fürsorge. Neben dem anderen, gesunden Elternteil können vor allem auch Verwandte und Freunde der Familie oder Pädagogen das Kind unterstützen.

Wichtige Voraussetzung für eine gesunde kindliche Entwicklung sind sichere Bindungserfahrungen zu erwachsenen Bezugspersonen, idealerweise zu den Eltern. Wenn Eltern dies nicht gewährleisten können, sollten Verwandte oder Freunde als verlässliche Bezugsperson einspringen. Das bedeutet:

→ Für das Kind da sein,

→ mit ihm über seine Befindlichkeit sprechen,

→ ihm zeigen, dass man es liebt und annimmt, wie es ist, und dass man sich für seine Probleme interessiert,

→ seine Sorgen ernst nehmen und

→ ihm vermitteln, dass es wichtig und wertvoll ist, und vor allem, dass es richtig ist, so wie es ist!

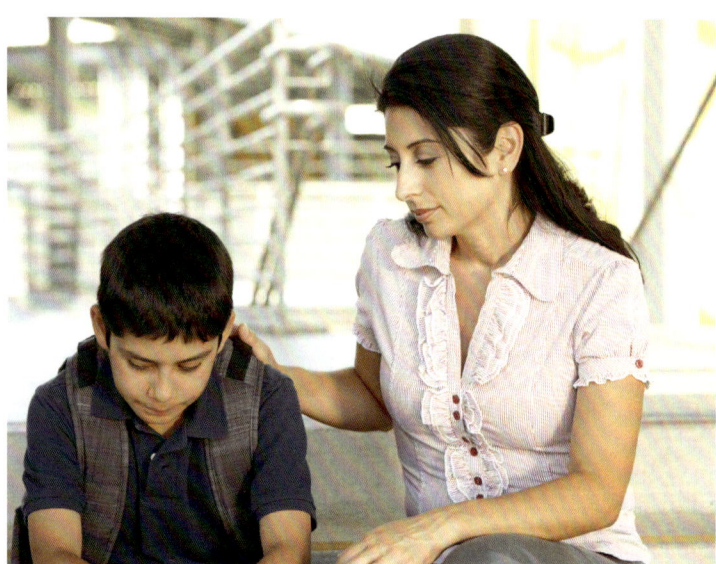

Kinder aus alkohol-
belasteten Familien
brauchen Fürsorge
durch eine verlässliche
Bezugsperson

Viele Erwachsene scheuen sich in dieser Situation, das konkrete Alkoholproblem eines Elternteils beim Kind anzusprechen. Das sollten Sie aber – altersadäquat – tun! Zeigen Sie dem Kind, dass Sie sehen, wie es ihm geht, und dass es mit seinem Problem nicht allein ist. Dafür muss nicht das Thema „Alkoholsucht" fachlich diskutiert werden, aber die Auswirkungen auf das Kind und seine Situation oder seine Gefühle und Stimmungen können thematisiert werden. Sprechen Sie an, dass Sie die Sorgen und Ängste oder die gedrückte Stimmung des Kindes wahrnehmen. Beispielsweise: „Ich kann mir vorstellen, dass es schwierig für dich ist und dass es dir nicht gut damit geht, wenn XY Alkohol getrunken hat. Wie fühlst du dich?"

Erklären Sie, dass Alkoholsucht eine Krankheit ist, die man behandeln kann. Aber entschuldigen oder bagatellisieren Sie nicht. Weisen Sie darauf hin, dass es sich dabei um eine ernst zu nehmende Erkrankung handelt und es daher verständlich ist, wenn das Kind sich Sorgen macht und auch darunter leidet.

Ganz wichtig: Betonen Sie, dass diese Krankheit nichts mit dem Kind zu tun hat! Menschen mit Problemen neigen dazu, die Schuld für ihr Verhalten auf andere zu projizieren. Kinder sind jedoch oft nicht in der Lage, zu durchschauen, dass diese Behauptungen falsch sind. Weder ist es ihre Schuld, noch können sie dem Alkoholkranken helfen.

Keinesfalls sollte in den Gesprächen mit dem Kind der betroffene Elternteil abgewertet werden. Kinder lieben in der Regel ihre Eltern – auch wenn die Gefühle in so einer Situation häufig ambivalent sind. Selbst einem alkoholkranken Elternteil gegenüber sind sie meist loyal. Der Elternteil ist ja nicht nur „alkoholkrank", sondern immer auch noch Mama oder Papa.

Stärken Sie das Selbstwertgefühl des Kindes, indem Sie es motivieren, seine eigenen Bedürfnisse zu äußern und seine Grenzen zu formulieren. Helfen Sie ihm herauszufinden, was ihm guttut, was es nicht mag, und diese Empfindungen und Grenzen auch auszusprechen. Erklären Sie ihm, dass manche Verhaltensweisen von anderen nicht richtig sind und das Kind diese nicht ertragen muss.

Zeigen Sie, dass Sie für das Kind da sind, wenn es über seine Probleme sprechen möchte oder Hilfe braucht.

So werden Sie zur verlässlichen Bezugsperson:

→ Sprechen Sie die schwierige Situation an.

→ Fragen Sie, wie sich das Kind fühlt.

→ Nehmen Sie seine Sorgen ernst.

→ Zeigen Sie Wertschätzung für das Kind.

→ Zeigen Sie dem Kind aufrichtig, dass es ein wunderbarer Mensch ist – und dass es gut und richtig ist, so wie es ist!

→ Zerstreuen Sie seine eventuellen Schuldgefühle.

→ Erklären Sie, dass Alkoholabhängigkeit eine Krankheit ist.

→ Bestärken Sie das Kind darin, seine Bedürfnisse und Grenzen zu äußern.

→ Werten Sie den alkoholkranken Elternteil nicht ab.

→ Seien Sie für das Kind da!

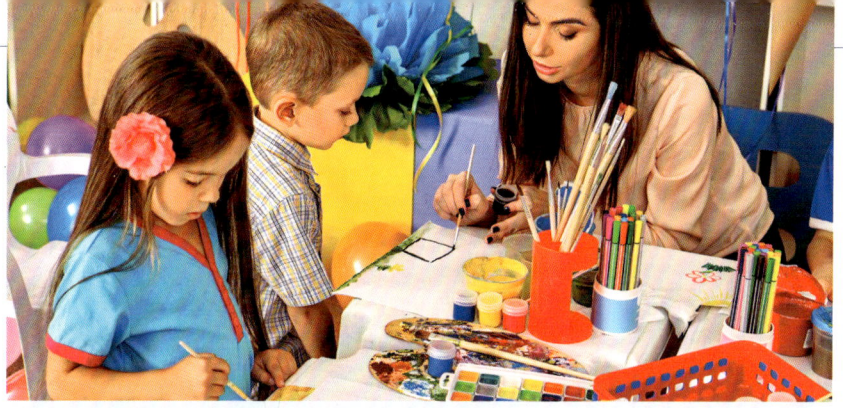

Botschaft an Schulen und Kindergärten:

Schule bzw. Kindergarten sollten Orte sein, an denen ein Kind aus einer suchtbelasteten Familie Entlastung erleben kann. Einen wichtigen Beitrag hierzu können Lehrer und Kindergartenpädagogen leisten. Sie sollten dann aktiv werden, wenn Sie Anzeichen für ein Suchtproblem im Elternhaus erkennen.

→ Anzeichen, die auf ein entsprechendes Problem im Elternhaus hinweisen, sind z.B. Vernachlässigung des Kindes oder Verhaltensauffälligkeit.

→ Wurden solche Signale wahrgenommen und besteht der begründete Verdacht, dass ein Elternteil alkoholkrank ist, sind die dafür vorgesehenen Schritte einzuleiten. Bei Unsicherheiten ist es in jedem Fall ratsam, beim Jugendamt oder bei Einrichtungen der Suchthilfe nachzufragen.

→ Sensibles Vorgehen ist hier besonders wichtig.

→ Es gibt für Pädagogen klare gesetzliche Vorgaben in Bezug auf „Kindeswohlgefährdung" sowie hinsichtlich der eigenen Rechte, Pflichten und Grenzen. Im Zweifelsfall sollte man sich jedenfalls professionelle Hilfe holen.

→ Wenn es vermeidbar ist, sollte die individuelle Problematik nicht offen vor anderen Kindern angesprochen werden, damit es zu keiner Stigmatisierung des Kindes in der Gruppe oder Klasse kommt. Das gilt ebenso bei anderen Erkrankungen.

→ Es kann aber durchaus sinnvoll sein, das Thema in der Gruppe oder Klasse einmal generell zu besprechen oder zu erarbeiten, ohne dass es einen konkreten Anlassfall gibt. Dafür stehen spezielle kindgerechte Bilderbücher und andere Materialien zur Verfügung.

→ Für Pädagogen gibt es außerdem Fort- und Weiterbildungen zum Thema „Kinder aus suchtbelasteten Familien".

→ Eigene Beratungsangebote stehen auch betroffenen Kindern zur Verfügung.

Alkohol am Arbeitsplatz

Alkohol sollte am Arbeitsplatz grundsätzlich kein Thema sein. Denn zweifellos erhöht Alkohol das Unfallrisiko deutlich und es ist daher anzunehmen, dass ein relevanter Teil der Unfälle bei der Arbeit und am Weg zur Arbeit auf Alkoholeinfluss zurückzuführen ist.

Man muss aber auch betonen, dass der Alkoholkonsum während der Arbeitszeit über die letzten Jahrzehnte aus unterschiedlichen Gründen sehr stark abgenommen hat. Die Arbeitsunfallzahlen sind in diesem Zeitraum ebenfalls sehr stark zurückgegangen und es ist naheliegend, dass hier ein Zusammenhang besteht.

Außerdem steht außer Frage, dass ein nicht unerheblicher Teil der kurzfristigen und langfristigen Krankenstände als Folge exzessiven Alkoholkonsums zu erklären ist.*

Da viele Menschen mit Alkoholmissbrauch oder Alkoholabhängigkeit im Berufsleben stehen, sind die Folgen kein ausschließlich privates Problem, sondern betreffen auch den Arbeitsplatz. Wie die Schule ist somit auch der Arbeitsplatz ein sehr günstiger Ort, um Personen mit präventiven Maßnahmen zu erreichen.

* Quelle: Fehlzeitenreport 2016

Sowohl Arbeitgeber als auch Arbeitnehmer haben in Bezug auf Alkoholmissbrauch Pflichten, die im Gesetz festgeschrieben sind. Arbeitgeber und Führungskräfte haben eine Fürsorgepflicht, die sowohl im Allgemeinen Bürgerlichen Gesetzbuch (ABGB) als auch im ArbeitnehmerInnenschutzgesetz (ASchG) geregelt ist. So heißt es z.B. im ASchG § 3 Abs. 1: *„Arbeitgeberlnnen sind verpflichtet, für Sicherheit und Gesundheitsschutz der ArbeitnehmerInnen in Bezug auf alle Aspekte, die die Arbeit betreffen, zu sorgen."*

Die rechtlichen Pflichten der Arbeitnehmer sind im ASchG § 15 Abs. 4 geregelt: *„ArbeitnehmerInnen dürfen sich nicht durch Alkohol, Arzneimittel oder Suchtgift in einen Zustand versetzen, in dem sie sich und andere Personen gefährden können."*

Gibt es einen erfolgreichen Abschluss zu feiern, so kann man nach der Dienstzeit darauf anstoßen

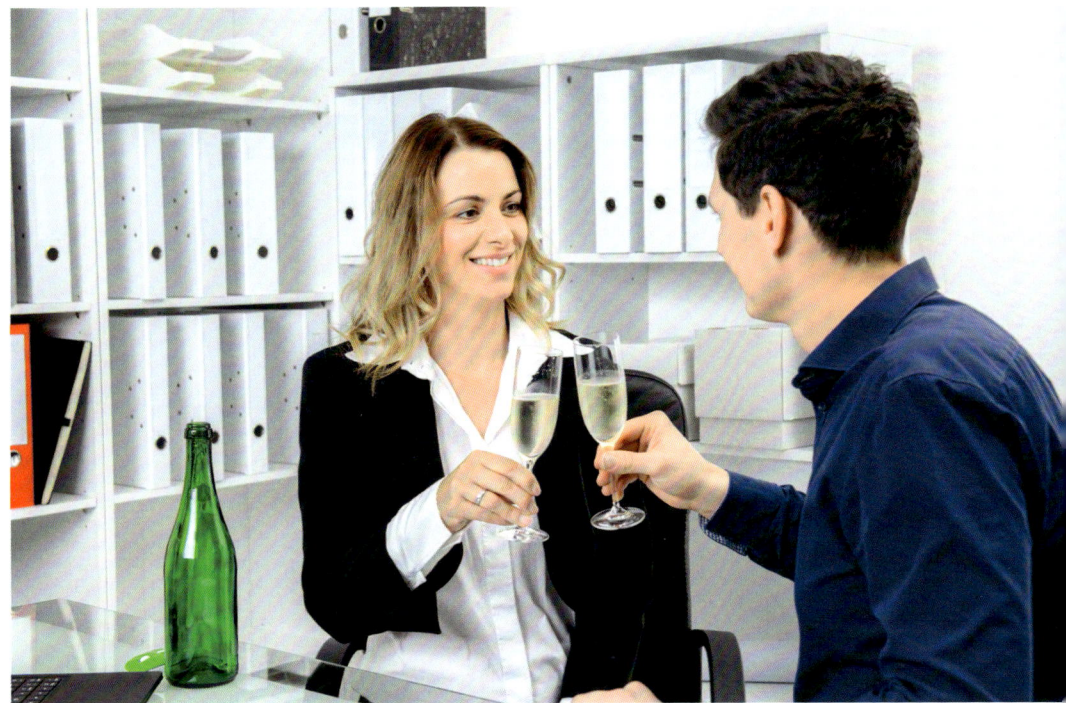

Wann darf bzw. muss die/der Vorgesetzte einschreiten?

Vorgesetzte benötigen ein hohes Maß an Feinfühligkeit, da vermeintlich alkoholinduziertes Verhalten nicht nur auf Alkohol zurückzuführen sein muss, sondern auch andere Ursachen haben kann. Außerdem besteht die Aufgabe einer Führungskraft nicht darin, Alkoholismus zu diagnostizieren und/oder zu behandeln, sondern in der Beurteilung der Arbeitsfähigkeit und Unfallgefährdung.

Einzuschreiten ist, wenn ...

... die Arbeitnehmerin/der Arbeitnehmer bei der Ausübung
ihrer/seiner Tätigkeit eine Gefahr für sich und andere
darstellt;

... der Arbeitsablauf gestört wird;

... arbeitsvertragliche oder dienstrechtliche Pflichten verletzt
werden;

... mehrere Hinweise den Verdacht auf eine vermeintliche
Alkoholkrankheit nahelegen.

**Hinweise auf problematischen Alkoholkonsum
können sein:**

→ häufige Fehltage ohne ärztliche Bestätigung
→ Nachlassen der Arbeitsleistung
→ Unpünktlichkeit und generelle Unzuverlässigkeit
→ Vernachlässigung des äußeren Erscheinungsbildes
→ Zittern der Hände
→ unerklärbare Schweißausbrüche
→ starke Reizbarkeit abwechselnd mit übertriebener
  Kameraderie und Geselligkeit
→ übertriebene Reaktion auf Kritik
→ plötzlicher Rückzug von den Kollegen
→ versteckte Alkoholdepots
→ übermäßiger Alkoholkonsum bei Feiern
→ Alkoholkonsum bei jeder Gelegenheit

Wie spreche ich als Vorgesetzte/ Vorgesetzter das Problem an?

Im Zusammenhang mit dem Problem „Alkohol am Arbeitsplatz" wurde über die letzten Jahrzehnte von Experten eine Strategie entwickelt, die den Betriebsverantwortlichen in Schulungen vermittelt wird. In diesem Zusammenhang wird den Betrieben im Anlassfall eine Abfolge von Schritten empfohlen (Vorgehen nach einem Stufenplan, auf den eine abgeschlossene Betriebsvereinbarung verweist; siehe hierzu z.B. Musterbetriebsvereinbarung der Gewerkschaft der Privatangestellten: *www.gpa-djp.at).*

In einem ersten formlosen Gespräch *(Fürsorgegespräch),* das auf vertraulicher Basis stattfindet, sollten Sie den betreffenden Arbeitnehmer informieren, dass sein Verhalten auffällt und er bei Bedarf Unterstützung erhält. Dabei wird nicht auf eine eventuelle Suchterkrankung Bezug genommen.

Wiederholen sich die Probleme, die zu einer Vernachlässigung der Pflichten führen, sollten Sie mit dem Betreffenden ein sogenanntes *Klärungsgespräch* führen. Hier werden Auffälligkeiten bereits ganz konkret angesprochen und Schritte zur Lösung vereinbart. Dazu kommen Informationen über Beratungs- und Unterstützungsangebote. Auch dieses Gespräch ist vertraulich, es wird jedoch eine (ebenfalls vertrauliche) schriftliche Gesprächsnotiz angefertigt. Sollte sich herausstellen, dass den Problemen ein Suchtproblem zugrunde liegt, sollte in weiterer Folge gemäß einem Stufenplan vorgegangen werden.

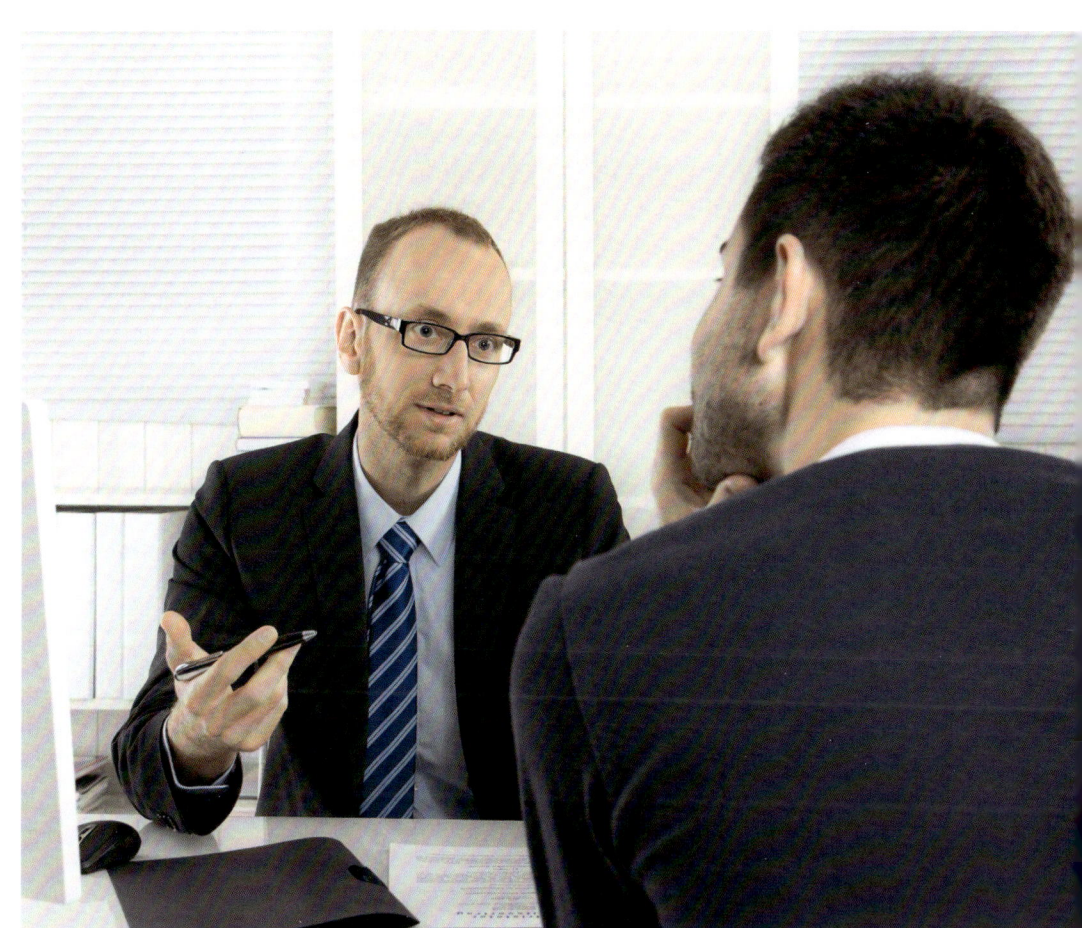

Zuerst sollte der Vorgesetzte den betreffenden Arbeitnehmer in einem vertraulichen Gespräch auf sein auffälliges Verhalten hinweisen

Der **Stufenplan** liefert eine einheitliche Richtlinie für den Umgang mit Anlassfällen. In der Regel beinhaltet er vier bis fünf Stufen, die an den Betrieb angepasst werden. Sollte sich nach der jeweiligen Stufe herausstellen, dass sich das Verhalten nicht in die richtige Richtung entwickelt hat, geht es weiter, bis alle Stufen durchlaufen sind.

Beispiel eines Interventionsleitfadens mit integriertem Stufenplan

	Beteiligte	Ziel	Folgen
Fürsorgegespräch	direkte Führungskraft und betroffene Person	Unterstützung	–
Klärungsgespräch	direkte Führungskraft und betroffene Person	Unterstützung, Verhaltensänderung	beidseitig vertrauliche schriftliche Gesprächsnotiz

Stufenplan	Beteiligte	Hilfsangebote	Sanktionen
1. Intervention	direkte Führungskraft und betroffene Person	- Informationsmaterial - Hinweis auf interne/externe Beratung - Rückmeldegespräch oder weiter im Stufenplan	keine (internes Protokoll)
2. Intervention	Führungskräfte (direkte und nächsthöhere), Betriebsratsmitglied und betroffene Person	- Aufforderung zur Kontaktaufnahme mit Suchtberatung - Rückmeldegespräch oder weiter im Stufenplan	keine (Protokoll ergeht an Personalabteilung)
3. Intervention	Führungskräfte (direkte und nächsthöhere oder Personalabteilung), Betriebsratsmitglied, evtl. Arbeitsmediziner und betroffene Person	- Auflage: Aufsuchen einer Suchtberatung - Rückmeldegespräch oder weiter im Stufenplan	1. schriftliche Abmahnung

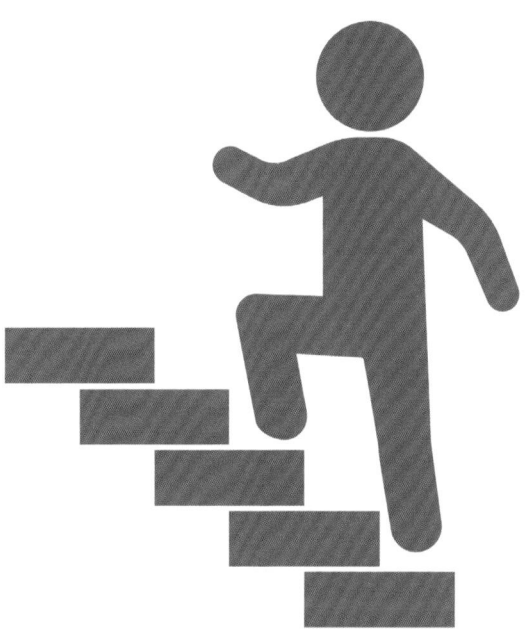

Beispiel eines Interventionsleitfadens mit integriertem Stufenplan

4. Intervention	Führungskräfte (direkte und nächsthöhere oder Personalabteilung), Betriebsratsmitglied, evtl. Arbeitsmediziner und betroffene Person	- schriftliche Auflage und letzte Aufforderung, eine Beratungsstelle aufzusuchen - regelmäßige Rückmeldegespräche oder weiter im Stufenplan	2. schriftliche Abmahnung
5. Intervention	direkte Führungskräfte, Personalabteilung oder Geschäftsführung, Betriebsratsmitglied und betroffene Person	- ggf. Angebot der Wiedereinstellung nach einer Therapie - Rückmeldegespräche - Beginn einer Therapie	Androhung bzw. Einleitung des Kündigungsverfahrens bei erneuter Nichteinhaltung; Gespräch über mögliche Wiedereinstellung nach der Therapie

Quelle: Qualitätsstandards in der betrieblichen Suchtprävention und Suchthilfe der Deutschen Hauptstelle für Suchtfragen (DHS) und danach in: „Alkohol und andere Suchtmittel am Arbeitsplatz", Institut für Suchtprävention der Sucht- und Drogenkoordination, Wien

Ihre Fragen –
unsere
Antworten

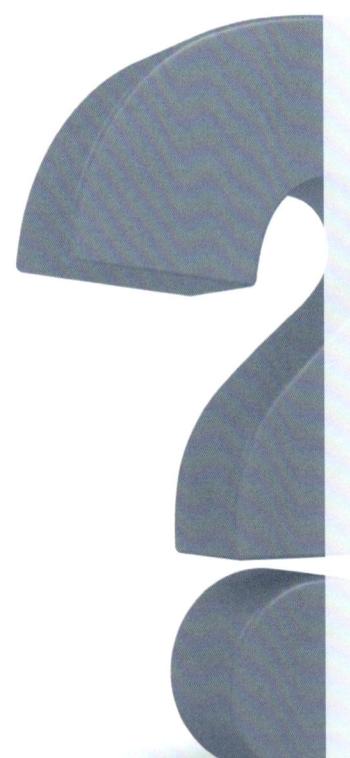

→ *Kann ich meinen alkoholkranken Partner zu einer Behandlung zwingen?*

Nein. Sie können ihn nicht gegen seinen Willen einer Behandlung zuführen. Ausnahme: wenn schwere Störungen des Verhaltens auftreten (Verwirrtheit, Aggression, selbstgefährdende Handlungen oder Suizidalität, also Selbstmordgefahr) und er zu einer unmittelbaren Gefahr für sich selbst und/oder andere wird. Bei einer reinen Suchtproblematik ist eine „Zwangsbehandlung" nicht zulässig. Nach einer Straftat kann ein Richter verfügen, dass sich der Straftäter einer Entwöhnungsbehandlung unterziehen soll, aber nur, wenn der Straftäter dieser zustimmt. Daher sollte auch jedes Gespräch mit dem Betroffenen so geführt werden, dass man ihn zwar zu einer Änderung seines Verhaltens anregt, die Entscheidung darüber aber ihm überlässt.

→ *Ist es sinnvoll, einen Alkoholkranken unter Druck zu setzen, um ihn zur Einsicht zu bringen?*

Nein, das ist absolut kontraproduktiv. Damit rufen Sie nur seinen Widerstand hervor! Druckausübung sollten Sie ebenso vermeiden wie ständiges Nörgeln, abwertende Bemerkungen und Vorwürfe. Bessere Chancen haben Sie, wenn Sie sich an eine Suchtberatungsstelle wenden und sich konkrete Empfehlungen für den richtigen Umgang mit einer alkoholkranken Person holen.

→ *Wie reagiere ich, wenn meine Partnerin oder mein Partner in betrunkenem Zustand mit Gewalt droht?*

Jede Gewaltandrohung ist eine ernste Sache! Leider haben Menschen in alkoholisiertem Zustand verminderte Kontrolle über ihre Impulse. Wenn eine solche Situation plötzlich entstanden ist, ist es am vernünftigsten, der Eskalation zu entgehen und auszuweichen. Aber auch nach erstmaligem Auftreten von Gewaltandrohung ist es höchste Zeit, für sich professionelle Hilfe in Anspruch zu nehmen.

→ *Wie kann man einem Kind aus einer alkoholbelasteten Familie helfen?*

Wenn Sie z.B. als Pädagoge beruflich mit dem Kind zu tun haben, seien Sie für das Kind verlässlich da, sprechen Sie mit ihm über das Problem in der Familie und wie es ihm damit geht. Zeigen Sie dem Kind, dass es mit seinen Sorgen ernst genommen wird und nicht alleine ist. Erklären Sie ihm, dass Alkoholismus eine Krankheit ist und das Kind weder Schuld daran hat, noch daran etwas ändern kann.

Fragen Sie nach und holen Sie sich professionelle Unterstützung z.B. von Vorgesetzten oder einer Suchtberatung. Hier gibt es klare gesetzliche Vorgaben in Bezug auf „Kindeswohlgefährdung".

→ *Wann darf ein Vorgesetzter bei Verdacht auf Alkoholmissbrauch einschreiten?*

Der Vorgesetzte darf nicht nur, sondern muss aufgrund seiner Fürsorgepflicht einschreiten, wenn der Arbeitnehmer bei der Ausübung seiner Tätigkeit sich selbst oder andere gefährdet, wenn der Arbeitsablauf gestört wird, Pflichten verletzt werden und mehrere Hinweise den Verdacht auf eine Alkoholkrankheit nahelegen. Übt jemand seine Arbeit in alkoholisiertem Zustand aus, so ist er vom Arbeitsplatz zu verweisen.

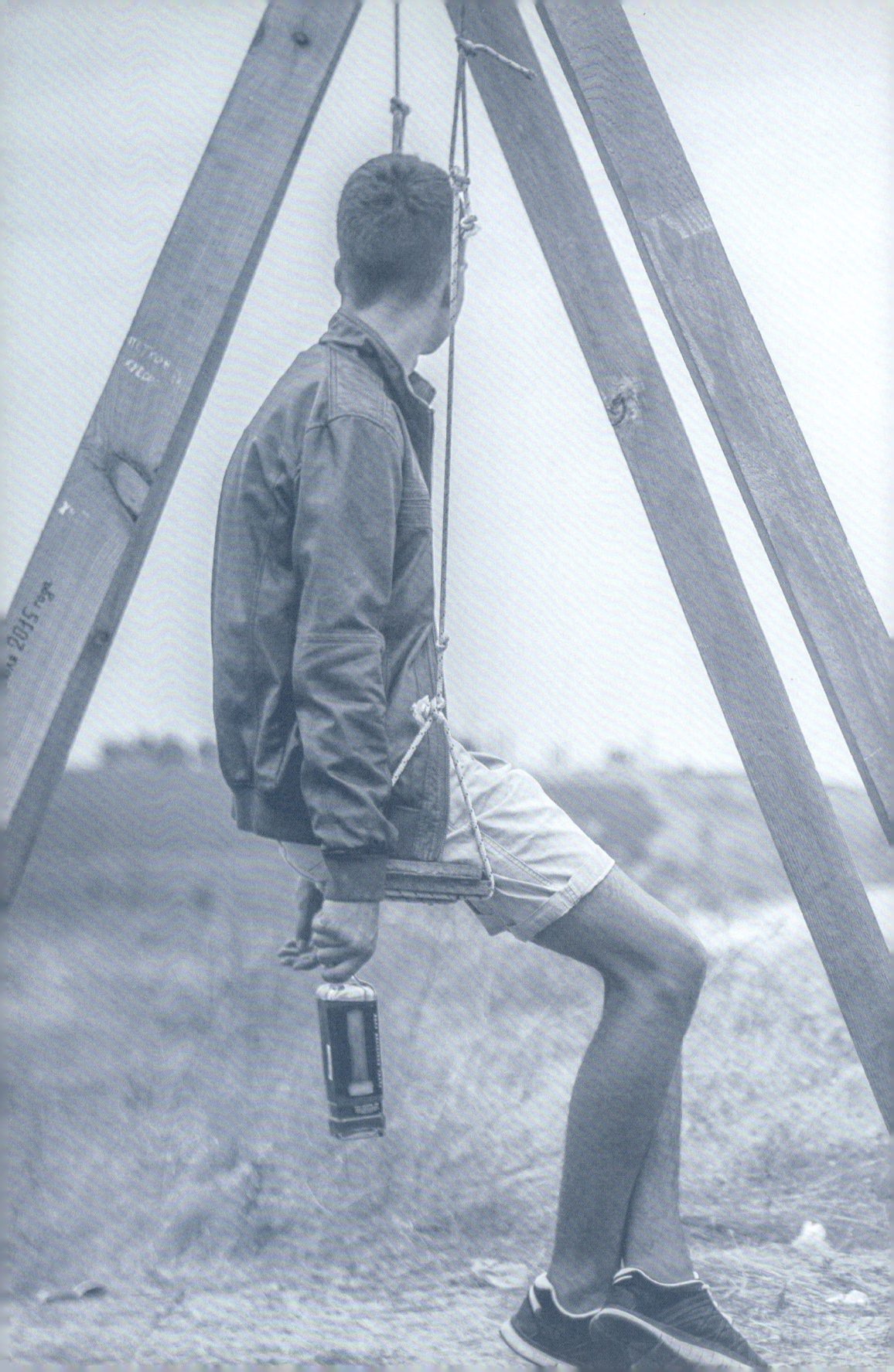

KAPITEL 9

Alkohol und Jugendliche

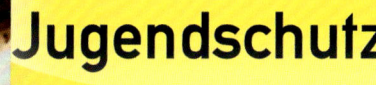

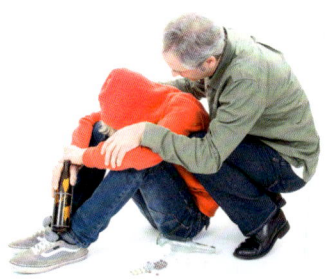

Erst informieren, dann experimentieren!

In der Disco – auch ohne Alk!

Ich gehe ab und zu mit Freunden in Discos und Clubs, wo ich aber nur Cola und Ähnliches trinke. Ich habe ein paar Mal Wein und Bier gekostet und das hat mir überhaupt nicht geschmeckt. Ich würde in der Disco zwar gerne tanzen, trau mich aber nicht, ein Mädchen anzusprechen. Unlängst haben meine Kumpels gesagt: „Dann trink doch einmal ein Glas Alk, da wirst du lockerer!" Also hab ich mich überreden lassen und einen Cocktail mit Rum getrunken. Ich war überrascht, wie gut und süß das geschmeckt hat. Und nach einem Drink war ich tatsächlich lockerer, habe getanzt, geflirtet, alles war super!

Da mir dieser Drink so gut geschmeckt hat und ich nachher so gut drauf war, hab ich noch zwei davon getrunken. Na, danke! An den Rest des Abends kann ich mich kaum mehr erinnern. Mir war grottenschlecht und ich wollte nur noch nach Hause. Die anderen haben über mich gelacht und ich bin mir wie ein Versager vorgekommen.

Das war mir eine Lehre! Nie wieder lasse ich mich von anderen zu etwas drängen, das ich gar nicht will. Was hab ich davon, wenn ich lockerer werde und mich traue, ein Mädchen anzusprechen, dann aber kotzend in der Ecke liege? Vielleicht schmeckt mir später einmal ein Glas Wein oder Bier. Aber ich weiß schon heute, dass ich es damit sicher nie übertreiben werde.

Oliver, 16

Schon früh etablieren sich feste Konsummuster

Der Weg unserer Jugendlichen in die Erwachsenenwelt ist mit zahlreichen Herausforderungen und Erfahrungen gepflastert. Dazu gehört auch der Umgang mit Alkohol.

Die Gründe dafür, dass Heranwachsende Alkohol trinken wollen, sind vielfältig und liegen unter anderem an der vorherrschenden gesellschaftlichen Norm, welche durch Erwachsene geprägt wird: nämlich, dass Alkohol in Österreich allgegenwärtig ist.

Manche Jugendliche trinken, weil es Spaß macht, damit zu experimentieren, die anderen, weil ihre Freunde es auch tun oder weil sie unter Alkoholeinfluss lockerer werden. Viele trinken nur wenig oder gar nicht, weil sie sich wohler fühlen, wenn sie nicht von Alkohol beeinflusst sind.

Da sich beim Menschen bereits im Jugendalter feste Konsummuster etablieren, ist es wichtig, auch frühzeitig zu lernen, wie man mit Alkohol umgehen sollte. Das darf allerdings nicht als Aufruf zu einem früheren Alkoholkonsum verstanden werden! Denn der richtige Umgang beginnt damit, dass man genau weiß, **wann und warum man _keinen_ Alkohol trinkt.**

Je später junge Menschen anfangen, zu trinken, um so weniger gefährdet sind sie. Wichtig ist auch, von Anfang an einen verantwortungsvollen Umgang mit Alkohol zu erlernen.

Einen positiven Umgang mit Alkohol erlernen

Folgender Satz gilt nicht nur für Jugendliche:

Der Umgang mit Alkohol gelingt besser, wenn man ...

... seine Motive für das Trinken kennt,

... sich selbstkritisch beobachtet,

... über die Wirkung von Alkohol informiert ist und

... danach handelt.

Jugendliche dazu zu befähigen, eigene Entscheidungen zu treffen und ein Gefühl für ihren Körper und ihre Bedürfnisse zu entwickeln, trägt wesentlich zur Entwicklung einer stabilen Persönlichkeit bei und ist gerade in Bezug auf den Konsum bestimmter Substanzen – wie eben auch Alkohol – sehr wichtig.

Das setzt voraus, Jugendliche und ihre Motivation, Alkohol trinken zu wollen, ernst zu nehmen und sich damit auseinanderzusetzen. Denn wie bei Erwachsenen wird auch von jungen Menschen Alkohol vor allem bei Feiern als durchwegs positiv und stimulierend erlebt.

Dies zu verleugnen und Jugendlichen ab einem gewissen Alter mit erhobenem Zeigefinger den Alkoholkonsum verbieten zu wollen, ist weder zielführend noch aufrichtig.

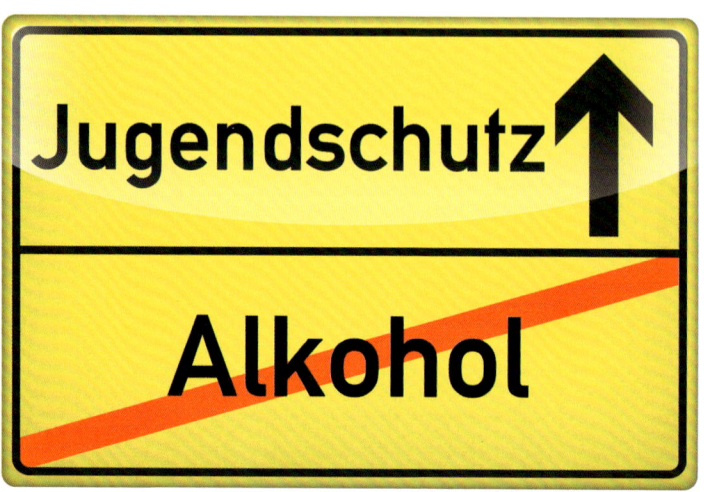

Ab wann dürfen Jugendliche Alkohol konsumieren?

Der Jugendschutz ist in Österreich nicht einheitlich geregelt, sondern variiert von Bundesland zu Bundesland. Es gelten die Bestimmungen jenes Bundeslandes, in dem sich der Jugendliche gerade aufhält.

→ **Bis zum 16. Geburtstag** sind in allen Bundesländern der Erwerb, Besitz und Konsum von alkoholischen Getränken in der Öffentlichkeit verboten. In manchen Bundesländern gilt dies auch im Privatbereich.

→ **Bis zum 18. Geburtstag** sind in Kärnten, Oberösterreich, Salzburg, Steiermark, Tirol und Vorarlberg außerdem der Erwerb, Besitz und Konsum von Spirituosen sowie von Mischgetränken (z.B. Alcopops) verboten. In Wien, Niederösterreich und im Burgenland hingegen sind in der Öffentlichkeit der Erwerb, Besitz und Konsum von Spirituosen und Mischgetränken nur bis zum 16. Lebensjahr verboten.

Wozu Altersgrenzen?

Die gesetzlichen Regelungen dienen dazu, das Kind/den Jugendlichen zu schützen. Denn Alkohol ist nicht nur ein Stimmungsmacher, sondern auf körperlicher Ebene auch ein Zellgift, welches das Nervensystem stark beeinflussen kann. Dieser Einfluss ist umso schädigender und nachhaltiger, je früher er stattfindet. Denn das menschliche Gehirn braucht sehr lange (bis hinein in das dritte Lebensjahrzehnt), um sich vollständig zu entwickeln. In diesen Entwicklungsphasen sind die Nervenzellen empfindlicher und beeinflussbarer. Bis zum Früherwachsenenalter nimmt das Gehirn unvorstellbare Mengen verschiedenster Erfahrungen auf, die seine Entwicklung mitbestimmen und bleibende Spuren hinterlassen.

Wiederholter Alkoholkonsum in der Kindheit und Jugend kann sich negativ auf die Entwicklung des Gehirns auswirken. Altersgrenzen haben somit eine wissenschaftliche Grundlage und sollten daher ernst genommen werden.

Darüber hinaus kann jahrelanger Alkoholkonsum auch verschiedenste gesundheitliche Probleme nach sich ziehen. Das Risiko für deren Entstehung ist umso größer, je früher und je häufiger jemand beginnt, Alkohol zu trinken (siehe dazu auch das Kapitel „Folgen" ab *Seite 89).*

Sprechen Sie das Thema an!

Wie Jugendliche mit Alkohol oder anderen Substanzen umgehen, hängt unter anderem auch davon ab, wie Eltern oder andere für das Kind wichtige Personen damit umgehen. Jugendliche müssen nicht automatisch das Verhalten der Eltern nachahmen, auch das Gegenteil kann der Fall sein. Jedoch hat es Auswirkungen und trägt zum zukünftigen Umgang mit Alkohol bei. Leben Sie daher, sofern Sie selbst Alkohol trinken, einen bewussten und kontrollierten Umgang mit alkoholischen Getränken vor und sprechen Sie das Thema an. Dazu ist es zwangsläufig nötig, Ihr eigenes Trinkverhalten unter die Lupe zu nehmen.

Aber auch wenn Sie selbst gar keinen Alkohol trinken, ist es wichtig, mit Ihren Kindern darüber zu reden. Teenager müssen unbedingt über die Wirkungen von Alkohol informiert werden bzw. sollten die Möglichkeit erhalten, sich selbst zu informieren. Generell sollen sie lernen, sich für ihren Körper und ihre Gesundheit zu interessieren und Verantwortung dafür zu übernehmen. Dazu gehört auch, zu wissen, wie diverse Substanzen, z.B. auch Alkohol, wirken können. Den erwachsenen Bezugspersonen, insbesondere den Eltern, kommt hier eine wichtige Rolle als Vorbild zu.

Das können Eltern tun:

→ Wenn Sie selbst keinen Alkohol trinken, sprechen Sie das Thema dennoch an.

→ Informieren Sie über die Wirkungen von Alkohol, welche körperlichen und psychischen Veränderungen er bei welchem Promillegehalt im Blut hervorruft sowie über den Alkoholgehalt gängiger Getränke (siehe *Seite 31).*

→ Halten Sie das Jugendschutzgesetz ein und geben Sie Kindern unter 16 Jahren von sich aus keinen Alkohol.

→ Auch wenn Sie selber Alkohol trinken, hindert Sie das nicht daran, Ihrem Kind klare Grenzen zu setzen.

→ Vermitteln Sie Ihre klare und konsequente Haltung, in bestimmten Situationen (Straßenverkehr) überhaupt keinen Alkohol zu trinken.

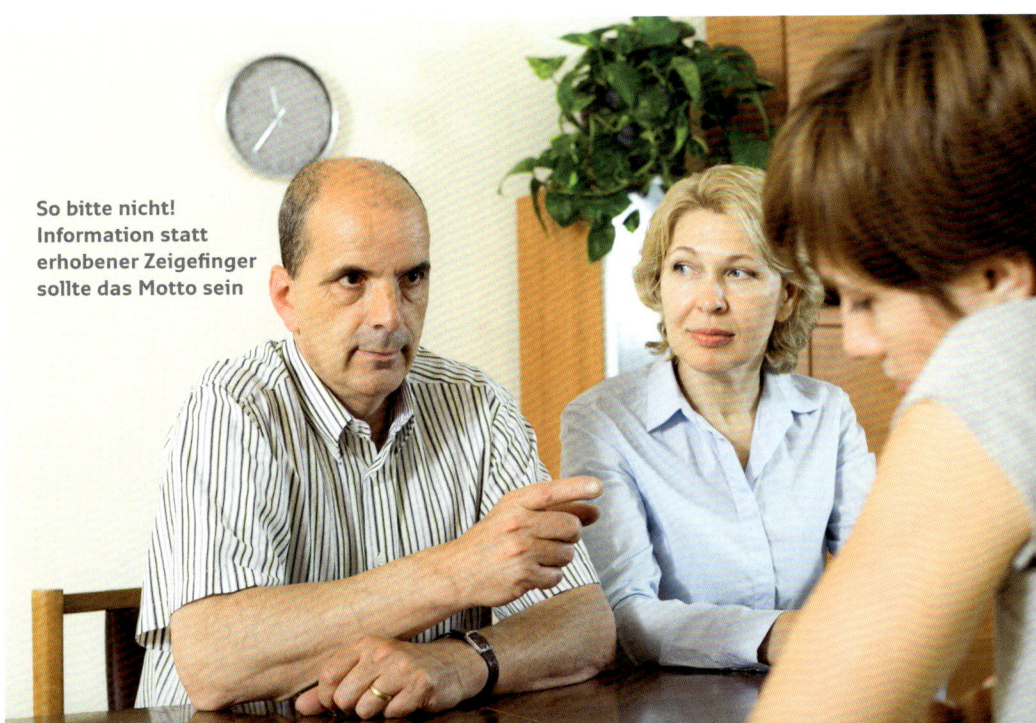

So bitte nicht!
Information statt
erhobener Zeigefinger
sollte das Motto sein

Speziell bei kleineren Kindern:

→ Lassen Sie nach Einladungen/Feiern zu Hause keine halb vollen Gläser oder Flaschen herumstehen.

→ Ermutigen Sie Ihr Kind von klein auf, eigene Empfindungen und Bedürfnisse auszusprechen. Diese Fähigkeit hat suchtpräventive Effekte und trägt dazu bei, dass Ihre Kinder selbstbestimmte Erwachsene werden, die bewusst und eigenverantwortlich Entscheidungen treffen können.

→ Machen Sie Ihr Kind mit möglichst vielen Aktivitäten und Dingen vertraut, die ihm Genuss und Freude bereiten können (z.B. Sport, Ausflüge, Musik, kreative Tätigkeiten etc.). Ein Mensch, der eine Fülle von Schönem kennenlernt, hat viele Möglichkeiten im Repertoire, sich zu entspannen.

→ Bringen Sie Ihrem Kind Vertrauen entgegen und zeigen Sie ihm, dass es sich in schwierigen Situationen immer an Sie wenden kann.

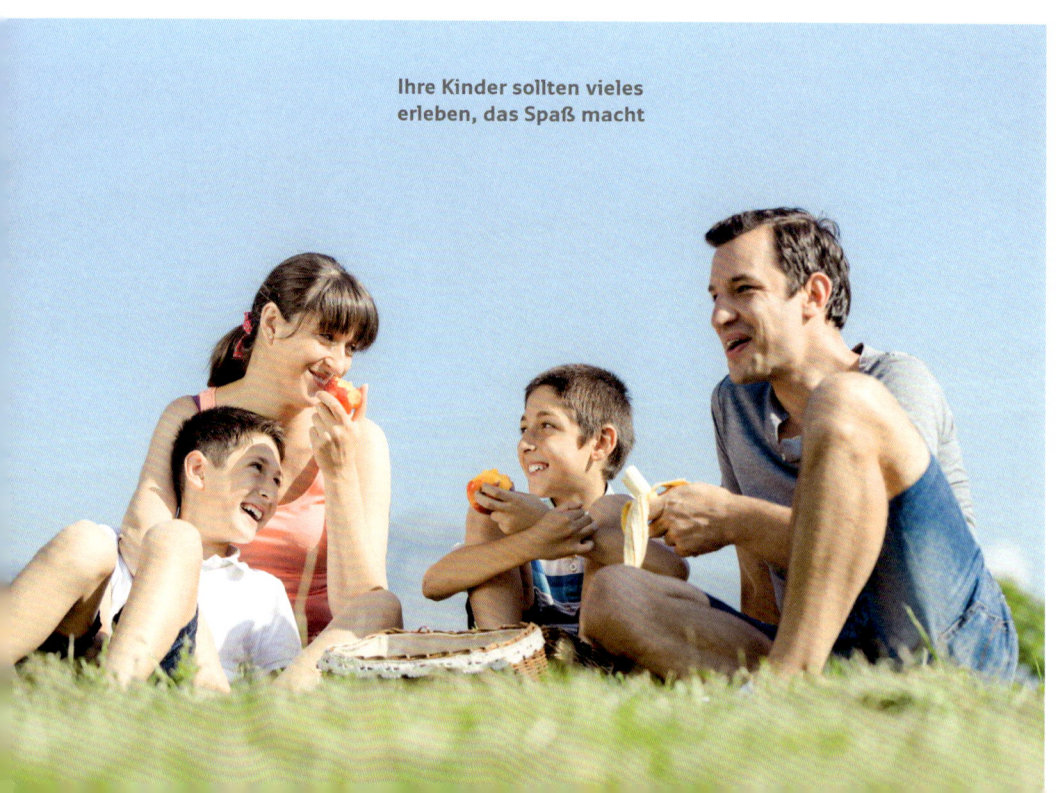

Ihre Kinder sollten vieles erleben, das Spaß macht

*Wegweiser
zum richtigen
Verhalten*

Hier noch ein paar Tipps, die Sie Jugendlichen im Gespräch über Alkoholkonsum mitgeben können:

→ Eine eigene Entscheidung über die Dosis treffen und diese gut abwägen.

→ Langsam trinken und die Effekte abwarten.

→ Dazwischen immer wieder Wasser trinken (z.B. nach jedem Glas Alkohol ein Glas Wasser).

→ Sich mit den unterschiedlichen Reinalkoholgehalten einzelner Alkoholsorten auseinandersetzen; Vorsicht bei süßen Mischgetränken (z.B. Alcopops), die kaum nach Alkohol schmecken, aber 4–7% Alkohol enthalten.

→ Mischkonsum erschwert den Überblick.

→ Wechselwirkungen kennen: Kein Alkohol, wenn Medikamente oder andere Substanzen genommen wurden!

→ Keinen Alkohol trinken, wenn die Stimmung schlecht ist!

→ Kein Alkohol, wenn man mit Auto, Fahrrad oder Moped unterwegs ist!

→ Vorkehrungen für sich selbst und auch für Freunde treffen: In einer Gruppe eine Person bestimmen, die nüchtern bleibt, aufpasst und gegebenenfalls das Auto fährt.

→ Aufhören, wenn es sich unangenehm anfühlt, und sich nicht von anderen unter Druck setzen lassen.

→ Wenn jemand stark berauscht ist, nicht zögern und immer die Rettung rufen! Die Gesundheit und das Wohl des Jugendlichen stehen stets an erster Stelle!

NOTFALL! – Was tun, wenn jemand viel zu viel getrunken hat?

Man darf den Betroffenen keinesfalls allein lassen, denn er braucht Hilfe! Ist er bei Bewusstsein, so bringt man ihn am besten nach Hause. Eine schlafende Person legt man in stabile Seitenlage, sonst droht Erstickungsgefahr durch das Erbrochene, und deckt sie zu. Im Notfall und zur Sicherheit rufen Sie die Rettung (Tel. 144).

Ist der Betrunkene bewusstlos, hat er Atemstörungen oder zeigt er keine Reflexe (zur Kontrolle zwicken), so muss auf jeden Fall sofort die Rettung (Tel. 144) gerufen werden! Wer dies (z.B. aus Angst vor den elterlichen Konsequenzen) nicht tut, macht sich wegen unterlassener Hilfeleistung strafbar.

Abhängigkeit oder übermäßiges Trinken

Ob sich bei einem Heranwachsenden eine Abhängigkeit vom Alkohol entwickelt, hängt wie bei Erwachsenen von seiner psychosozialen Situation, der Menge und der Dauer des Alkoholkonsums ab. Eine diagnostizierte Alkoholsucht kommt bei Jugendlichen sehr selten vor und ist dann meist ein Hinweis auf dahinterliegende oder damit einhergehende psychosoziale Probleme.

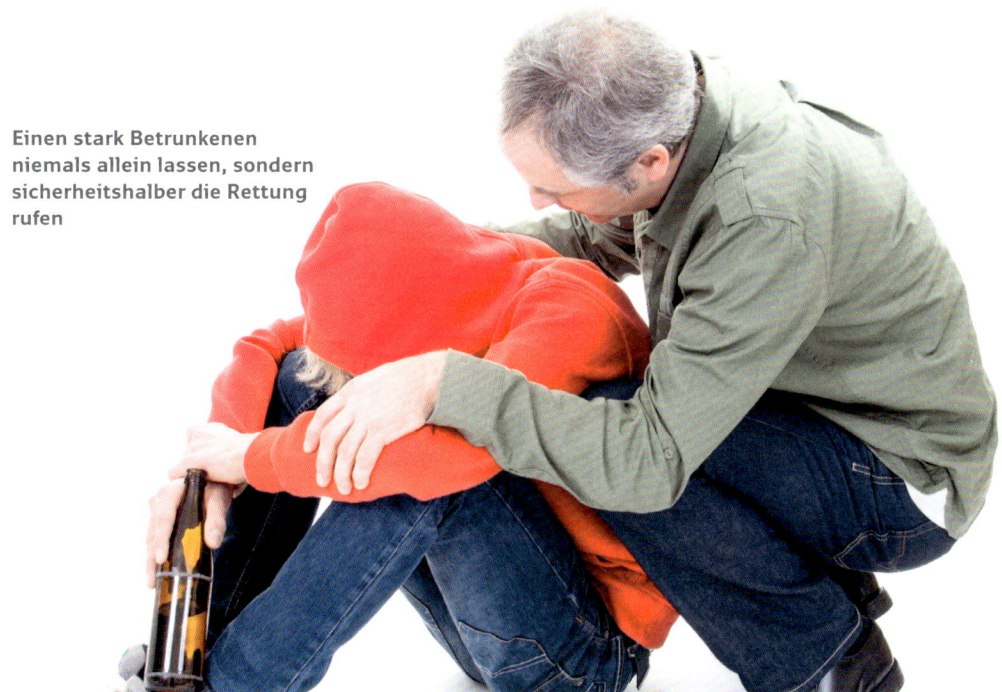

Einen stark Betrunkenen niemals allein lassen, sondern sicherheitshalber die Rettung rufen

Bei Überdosierungen durch Alkohol in jüngeren Jahren geben die meisten Jugendlichen auch an, dass es sich um einen Unfall oder ein Versehen gehandelt hat, da sie sich der Dosis und der Wirkung nicht bewusst waren. Diese Art der Rauscherfahrung wird von Jugendlichen selbst auch als äußerst unangenehm erlebt.

Eltern bzw. Erziehungsberechtigte sollten daher einen berauschten Jugendlichen zunächst versorgen und beruhigen und erst, wenn es ihm besser geht – z.B. am Tag danach –, das Gespräch suchen. Vorwürfe sind zu jedem Zeitpunkt kontraproduktiv.

Eltern oder Pädagogen können sich mit Fragen rund um das Thema Alkohol und Jugendliche an die Fachstellen für Suchtprävention wenden, die es in jedem Bundesland gibt. Diese bieten zahlreiche Informationsmaterialien und auch Fortbildungen an (siehe dazu *Seite 217).*

Ihre Fragen – unsere Antworten

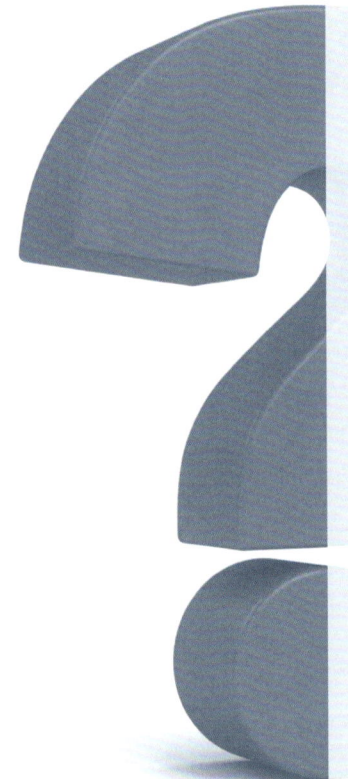

→ *Ab wann dürfen Jugendliche laut Gesetz Alkohol trinken?*
Der Jugendschutz ist in Österreich nicht einheitlich geregelt, sondern variiert von Bundesland zu Bundesland. Es gelten die Bestimmungen jenes Bundeslandes, in dem sich der Jugendliche gerade aufhält.

Der Besitz, Erwerb bzw. Konsum von alkoholischen Getränken ist unter 16 Jahren verboten. In einigen Bundesländern gilt dies nur in der Öffentlichkeit, in anderen auch im Privatbereich.

Spirituosen und Mischgetränke (z.B. Alcopops) sind außer in drei Bundesländern (Wien, Niederösterreich und Burgenland) erst ab dem 18. Lebensjahr erlaubt.

Die gesetzlichen Regelungen dienen dazu, das Kind/den Jugendlichen zu schützen. Denn Alkohol ist nicht nur ein Stimmungsmacher, sondern auf körperlicher Ebene auch ein Zellgift, welches das Nervensystem stark beeinflusst.

→ *Ist Alkohol für Jugendliche schädlicher als für Erwachsene?*
Ja! Die Entwicklung des menschlichen Gehirns dauert bis nach dem 20. Lebensjahr. In dieser Zeit ist das Nervensystem für Alkohol empfindlicher und besonders beeinflussbar.

→ *Wie sollten Eltern mit dem Thema umgehen?*
10 Tipps für Eltern:
1. Schaffen Sie eine vertrauensvolle Beziehung zu Ihrem Kind.
2. Seien Sie ein Vorbild im Umgang mit Alkohol.
3. Helfen Sie Ihrem Kind dabei, zu lernen, mit Alkohol selbstbestimmt umzugehen.
4. Suchen Sie das Gespräch mit Ihrem Kind.
5. Informieren Sie sich genau über Alkohol.
6. Sprechen Sie offen über positive und negative Folgen von Alkohol.
7. Vereinbaren Sie klare Regeln und achten Sie auf deren Einhaltung.
8. Achten Sie auf den Umgang mit Alkohol in Ihrem Umfeld.
9. Behalten Sie einen kühlen Kopf, sollte Ihr Kind einmal betrunken heimkommen.
10. Nehmen Sie bei Bedarf professionelle Unterstützung an.

Wissenswertes/ Nützliche Informationen

Wo Sie Hilfe finden

Sie haben das Gefühl, dass Sie zu viel trinken?
Sie merken, dass Sie immer mehr Alkohol brauchen, um „in Stimmung zu kommen"?
Sie leiden bereits unter Entzugserscheinungen, wenn Sie einmal auf Ihre übliche Ration verzichten müssen?

Viele Menschen realisieren sehr wohl, dass Alkohol für sie zur Gefahr wird/geworden ist. Doch sie schämen sich, Hilfe zu suchen. Dadurch verbauen sie sich selbst den Weg weg vom übermäßigen Alkoholkonsum oder aus einer Alkoholkrankheit zurück zu einem kontrollierten Alkoholgenuss bzw. zur Abstinenz.

Es gibt heute sehr wirksame Behandlungskonzepte, in die verschiedene Gesundheitsberufe mit ihren Angeboten eingebunden sind und die individuell angepasst werden.

Doch nicht nur Betroffene brauchen Hilfe, sondern auch Angehörige von Menschen mit einem Alkoholproblem. Auch für sie stehen zahlreiche Beratungseinrichtungen zur Verfügung. Da es nicht möglich ist, im Rahmen eines Buches die Adressen aller Ansprechpartner und Einrichtungen anzuführen und sich die Kontaktdaten auch immer wieder ändern, haben wir für Sie einen Link eingerichtet, unter dem Sie – laufend aktualisiert – Adressen und Telefonnummern finden:

http://www.hauptverband.at/Buchreihe-Alkohol

Glossar: Was bedeutet was?

Abstinenz
Völliger Verzicht auf etwas (z.B. Alkohol)

Acetaldehyd
Giftiges Stoffwechselprodukt, das beim Abbau von Alkohol entsteht

Acetat
Ungiftige Essigsäure, die beim Abbau von Alkohol entsteht

Anamnese
Befragung des Patienten zur Dokumentation seiner Krankengeschichte

Craving
Intensives Verlangen nach einer Substanz (z.B. Alkohol)

Delirium tremens (Delir)
Das schwerste Symptom des Alkoholentzugs; lebensgefährlicher Zustand, der durch das Entgleisen mehrerer Botenstoffsysteme im Gehirn hervorgerufen wird

Ethanol
Ethylalkohol; zum Genuss geeigneter Alkohol

Fettleber
Der durch Alkohol belastete Stoffwechsel funktioniert ungenügend, daher kommt es zu Fettablagerungen im Lebergewebe.

GABA
Gamma-Aminobuttersäure; hemmender Botenstoff im Gehirn, der für Entspannung und Beruhigung sorgt

Genetische Prädisposition
Vererbte Neigung zu bestimmten Störungen/Krankheiten, z.B. zur Alkoholkrankheit

Glutamat
Gegenspieler von GABA, der dessen hemmende Effekte ausgleicht